ENTREGUE PRA DEUS E DURMA EM PAZ

LAURA HARRIS SMITH

ENTREGUE PRA DEUS E DURMA EM PAZ

PREOCUPE-SE MENOS,
DURMA MELHOR E SONHE MUITO

TRADUÇÃO
SÉRGIO DE SOUZA

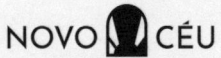

Título original: *Give it to God and Go to Bed: stress less, sleep better, dream more*

Copyright © 2021 by Laura H. Smith

Originalmente publicado em inglês com o título *Give it to God and Go to Bed* por Chosen Books, um selo do Baker Publishing Group, Grand Rapids, Michigan, 49516, EUA. Todos os direitos reservados.

Direitos de edição da obra em língua portuguesa no Brasil adquiridos pela Novo Céu, selo da Editora Nova Fronteira Participações S.A. Todos os direitos reservados. Nenhuma parte desta obra pode ser apropriada e estocada em sistema de banco de dados ou processo similar, em qualquer forma ou meio, seja eletrônico, de fotocópia, gravação etc., sem a permissão do detentor do copirraite.

Editora Nova Fronteira Participações S.A.
Rua Candelária, 60 — 7.º andar — Centro — 20091-020
Rio de Janeiro — RJ — Brasil
Tel.: (21) 3882-8200

Dados Internacionais de Catalogação na Publicação (CIP)

S642e   Smith, Laura Harris

Entregue pra Deus e durma em paz: preocupe-se menos, durma melhor e sonhe muito/ Laura Harris Smith; traduzido por Sérgio de Souza. – 1.ª ed. – Rio de Janeiro: Novo Céu, 2023.
208 p.; 13,5 x 20,8 cm.

Título original: Give it to God and go to bed: stress less, sleep better, dream more
ISBN: 978-65-84786-13-4

1. Virtudes e valores. I. Souza, Sérgio de. II. Título.

CDD: 179.9
CDU: 173

André Queiroz – CRB-4/2242

Conheça outros
livros da editora:

Para o Campsmith

SUMÁRIO

A DISTRAÇÃO NO SALÃO   9
ESTRESSE: O INIMIGO INVISÍVEL   13
TRABALHO: O SEDUTOR ATRAENTE   18
PREOCUPAÇÃO: A LADRA DO SONO   23

OS TESOUROS DENTRO DO SEU QUARTO   27
PAZ: O AMBIENTE PARA O DESCANSO   28
SONO: A SUA VIAGEM NOTURNA PARA A CURA   34
SONHOS: O SEU QUARTO É A SUA SALA DE REUNIÃO COM DEUS   40

OS MONSTROS EM SEU ARMÁRIO   45
MONITORANDO ESPÍRITOS: DEMÔNIOS QUE ACOMPANHAM SUA ATIVIDADE   46
ESPÍRITOS FAMILIARES: ESPÍRITOS MONITORES VITALÍCIOS   50
UM GUARDA-ROUPA PERFEITO: LIMPANDO O ARMÁRIO   59

AS ARMAS SOB SEU TRAVESSEIRO   67
SONHOS: RESOLVENDO PROBLEMAS ENQUANTO VOCÊ DORME   68
SONHOS ACORDADOS   72
SONHOS ENCORAJADORES   74
SONHOS DE ADVERTÊNCIA   76
SONHOS DIRECIONAIS   79
ORAÇÃO: TREINANDO SEU INTERCESSOR INTERIOR PARA SE EMPENHAR   81
DESCANSAR: ADORMECER E PERMANECER DORMINDO   85

O MUNDO DO OUTRO LADO DA SUA JANELA — 89

O MUNDO EM GUERRA CONTRA MIM:
O TEATRO POLÍTICO EM SEUS SONHOS — 90

MÍDIAS SOCIAIS: O ESTÍMULO BRILHANTE — 95

TELEVISÃO: A MENOR JANELA DO SEU QUARTO — 96

AS VOZES NA SUA CABEÇA — 103

SUA VOZ: PARANDO DE SE REVIRAR NA CAMA — 103

AS VOZES DOS CÉTICOS: SILENCIANDO OS PESSIMISTAS — 107

A VOZ DE DEUS: A ÚNICA QUE IMPORTA — 118

O LIXO EMBAIXO DA SUA CAMA — 123

MEDO: ESCONDIDO À VISTA DE TODOS — 124

VÍCIOS: VELHOS HÁBITOS DIFÍCEIS DE MATAR — 128

FALTA DE PERDÃO: O ÚLTIMO TREM PARA O TORMENTO — 136

AS MENSAGENS NA PAREDE — 145

FALTA DE ORAÇÃO: ENFRENTANDO OS MOTIVOS
PELOS QUAIS VOCÊ NÃO ORA — 145

DÚVIDA: CONFRONTANDO SUA INCREDULIDADE — 150

ORAÇÃO DO ESPÍRITO: CONFRONTANDO SEU BLOQUEIO — 154

O DESPERTADOR AO LADO DA SUA CAMA — 165

ESTRESSORES: ESTABELECENDO UM PLANO PARA AMANHÃ — 165

QUESTIONANDO LIMITES: MAPEANDO SUAS METAS — 170

DISCIPLINA E DESINTOXICAÇÃO: FAZENDO AS
MUDANÇAS NECESSÁRIAS — 178

A MANHÃ APÓS UMA BOA NOITE DE SONO — 183

INTERVENÇÃO NOTURNA: QUANDO UM SONHO SALVA SUA VIDA — 183

SONHOS DA NOITE PASSADA: SÍMBOLOS E INTERPRETAÇÕES — 190

TEMPO DE MUDANÇA: DEZ DIAS CRUCIAIS — 198

AGRADECIMENTOS — 205

1

A DISTRAÇÃO NO SALÃO

Como está sendo o seu dia até agora? Em uma escala de um a dez, o quanto ele está sendo estressante? Pense em seu nível de estresse neste momento. Talvez você esteja encerrando um dia exaustivo de trabalho, mas terá que continuar trabalhando à noite para cumprir um prazo. Talvez esteja sobrecarregado com as inúmeras demandas dos seus filhos e nem consiga se lembrar da última vez que dormiu a noite inteira. Talvez tenha comprado este exemplar numa livraria de aeroporto e finalmente esteja relaxando depois de correr para pegar o voo. Ou esteja sozinho e sentindo falta da vida agitada que costumava ter ou da companhia de um ente querido que se foi. O estresse assume muitas formas e se manifesta de um jeito diferente em cada pessoa.

Orei para que este livro ficasse tão cheio de paz que, quando você o pegasse e abrisse suas páginas, realmente conseguisse respirar fundo, sentir os ombros relaxarem e se esquecer dos prazos e das distrações por um instante. Talvez lê-lo seja sua única prática diária de autocuidado, e minha intenção é que você se sinta como se estivesse conversando com um amigo querido, o qual deseja vê-lo feliz e saudável. Imagine ter alguém esperando para se sentar com você e ajudá-lo a lidar com os desafios do dia. Alguém que o conduzirá a um amanhã menos estressante e mais produtivo.

Bem, agora você tem esse alguém. Embora eu não seja Deus, sei que fui convocada para ajudá-lo a viver na presença do Senhor. Já que um dos nomes do Espírito Santo é "Ajudador", pense em mim como a ajudante do Ajudador.

Este é meu compromisso com você: me dedicar a ajudá-lo a mudar a maneira como lida com seu estresse diário e seus fardos noturnos. O livro inteiro se passará em seu quarto, e nós vamos acomodá-lo, colocá-lo para dormir, fazê-lo sonhar novamente e encher sua vida de oração de propósito e de paz. Portanto, seja qual for a sua posição ao começar, prepare-se para alcançar um novo lugar.

A cada capítulo, você estará mais bem preparado para escolher quais batalhas enfrentar e não viver sob o domínio do confronto constante. Justamente por causa dessa nova atitude, você vai experimentar o que aparenta ser um tempo de menos batalhas, pois vai trabalhar na permuta divina diária que esvazia os campos de batalha de sua vida — suas preocupações serão trocadas pelas armas de Deus. A preocupação não combate seus inimigos. As armas de Deus, sim.

Meus seis filhos nasceram ao longo de um período de aproximadamente 16 anos (com cerca de três anos de diferença entre cada um), por isso nunca houve muitas brigas em nossa casa, pois eles tiveram seu tempo para ser "o bebê" da família, e depois amadurecer e passar para uma nova fase da infância até que o próximo nascesse. E, falando de forma prática, um filho de 13 anos não briga com outro de três, e um de 16 anos não briga com um bebê. Os meus filhos com menos diferença de idade são o terceiro e o quarto, os do meio, e eram tão calmos e tranquilos que evitavam conflitos (e ainda evitam). Então, realmente nossos filhos não costumavam brigar. É verdade que o coração de uma criança ainda está muito propenso a fazer bobagem, como sugere Provérbios 22:15. Eu também estava em desvantagem numérica (eram seis contra dois!) e definitivamente tinha que trabalhar muito todos os dias, mas não me lembro de precisar apartar uma briga ou interromper uma discussão entre irmãos. As questões que Chris e eu enfrentávamos em nossa casa eram mais práticas e íntimas — nossas finanças, nosso amadurecimento como pais jovens, minha saúde instável —, mas as enfrentávamos juntos e raramente tínhamos que lidar com a rivalidade entre irmãos.

Minha filha mais velha, por outro lado, também é mãe de seis filhos. E ela os teve em um período de *seis anos*. Quando os gêmeos tinham nove meses, ela engravidou do terceiro menino, então havia três bebês de fralda quando ela engravidou do quarto. Em seguida, vieram mais duas crianças, então minha filha encerrou esse ciclo, e todos agora estão em idade escolar. Isso significa que todos eles vão aprender a dirigir (e todos serão adicionados aos planos de saúde) mais ou menos ao mesmo tempo, estarão na faculdade ou procurando onde estudar ao mesmo tempo e vão sair de casa no que parecerá um piscar de olhos. Mas também significa que, neste momento, todos estão compartilhando os mesmos brinquedos, os mesmos espaços e amigos e, um dia, muito em breve, piscinas de namoradas e namorados. A trajetória materna de Jessica é muito diferente da minha, embora tenhamos o mesmo número de filhos.

É mais difícil percorrer o caminho da maternidade todo de uma só vez em um número menor de anos ou atravessá-lo lentamente por 36 anos, como foi o meu caso e do meu marido? (Foi só no ano passado que nosso último filho saiu de casa, e já temos 11 netos, com o queridinho da vovó número 12 a caminho!) Há desafios nos dois cenários, e a graça também está presente em ambos. Mas eu me lembro de quando os filhos de Jessica ainda eram bem pequenos e vinham brincar na casa do "Papa" e da "Lollie" (os apelidos carinhosos do vovô e da vovó). Normalmente havia uma briga para apartar ou um brinquedo que deveria voltar para as mãos do dono.

Essa meia dúzia de irmãos se saiu muito bem, e todos serão ótimos em partilhar as coisas porque tiveram que dividir tudo entre si. Os três meninos têm idades tão próximas que, basicamente, se comportavam como trigêmeos, estavam sempre juntos, compartilhavam todas as memórias e eram os maiores companheiros uns dos outros. No entanto, num piscar de olhos pode acontecer uma reviravolta e eles se odiarem. Eu me lembro da vez em que um pegou o brinquedo do outro e saiu correndo. Eles eram pequenos, nem haviam começado a escola. Antes que eu pudesse intervir para colocar as coisas em seus lugares, um dos "manos" correu para tomar de volta o brinquedo, mas não sem antes disputar um cabo de guerra e dar um empurrão que deixou o irmão chorando, caído de costas no piso de concreto.

Obviamente, o remorso veio na mesma hora e o valentão logo disse que estava arrependido. Mas depois Chris teve que sentar com ele e dizer: "Se você tivesse vindo até o vovô quando ele pegou o brinquedo da sua mão, eu poderia ter resolvido tudo sem que precisassem brigar. Mas agora o Papa não pode punir seu irmão, porque você já o castigou, e, pode acreditar, ele não se esqueceria tão cedo do castigo do Papa e nunca mais pegaria nada seu!"

E isso acontece tanto com você quanto comigo, meu amigo. Precisamos aprender a escolher nossas batalhas, deixando Deus lutar por nós para que não fiquemos estressados, preocupados e nos tornemos viciados em trabalho insones. Quem quer lidar diariamente com isso? Quem quer *se casar* com esse estilo de vida? Quem quer *ser* assim? Ninguém! E certamente não é bom para Deus quando seus representantes na terra têm esse tipo de comportamento.

Precisamos aprender a escolher nossas batalhas, deixando Deus lutar por nós para que não fiquemos estressados, preocupados e nos tornemos viciados em trabalho insones.

A verdade é que todos os dias alguém rouba algo de você, e isso tem acontecido desde que algum colega de infância pegou o primeiro brinquedo que você considerava precioso. Em alguns dias, são apenas uns minutos roubados que você não poderia perder, ou uma vaga de estacionamento perdida que lhe custou um esforço a mais, ou um momento de paz do qual você foi privado por causa do egoísmo de outra pessoa. Mas há situações em que as perdas são mais substanciais. Você pode descobrir que algo ou alguém roubou sua ideia, sua promoção, sua reputação, seu cônjuge ou seu filho.

Não estou sugerindo que você cruze os braços diante dessas injustiças, que apenas vá assistir a um filme de comédia para esquecer que elas aconteceram. O estresse é real, a dor é difícil e a perda é injusta. Só estou sugerindo que em algum momento de cada dia, depois que o sol se pôr, você escolha entregar tudo a Deus e dormir em paz. A outra opção é que seus problemas façam polichinelos na sua frente e o mantenham acordado até tarde, seja jantando, relaxando no sofá da sala ou trabalhando em seu escritório. Essas atividades acabam por envolvê-lo e o desviam do caminho para seu próprio quarto, cômodo em que você poderia estar dormindo e descansando, e sendo direcionado por sonhos proféticos que o esperam.

Eu vejo três principais ladrões que lhe impedem de fazer a caminhada até o seu quarto todas as noites: estresse, trabalho e preocupação. Vamos expor as atividades criminosas de cada um desses ladrões para que você possa pegá-los em flagrante e impedir que roubem seu sono, seus sonhos e sua saúde. Começaremos com seu inimigo invisível, o estresse.

Estresse: o inimigo invisível

Mesmo enquanto você lê este livro, pode ser que o estresse esteja afetando sua saúde física sem ser notado. Você pode pensar que suas dores de cabeça são sintomas de alguma doença não diagnosticada, ou que a dor no peito é certamente o sinal de um ataque cardíaco.[1] Talvez pense que o excesso ou a falta de apetite estejam ligados às alterações metabólicas próprias da idade, ou que sua insônia se deve somente a alterações hormonais. Também seria fácil considerar sua falta de produtividade no trabalho um sinal de que é hora de mudar de carreira, ou imaginar que a insatisfação conjugal seja um indício da necessidade de mudança de relacionamento. Na verdade, todos são sintomas de estresse. E estresse ignorado acaba por se transformar em *sofrimento físico*.

---

[1] Nunca ignore os sintomas de um verdadeiro ataque cardíaco: falta de ar, tontura ou náusea, dor no peito irradiando para o ombro e para o braço (geralmente o esquerdo), dor na mandíbula ou nas costas e sudorese. Esses podem ser sinais de alerta de um ataque cardíaco e não apenas sintomas de estresse.

São infinitas as prescrições médicas desnecessárias indicadas para os sintomas induzidos pelo estresse que poderiam ter sido evitados se as pessoas tivessem buscado as fontes emocionais deles. Nada do que escrevo tem a intenção de impedi-lo de cuidar de sua saúde física e visitar o médico. Muito pelo contrário. No entanto, o que estou sugerindo é que haveria menos problemas de saúde física em sua vida se houvesse menos estresse.

Por exemplo, problemas digestivos, insônia, tabagismo, obesidade, diabetes, depressão, pressão alta, ansiedade social, falta de foco, explosões de raiva, inquietação, dores musculares, alterações da libido, fadiga e as outras manifestações patológicas já mencionadas são efeitos comuns do estresse, de acordo com a Clínica Mayo,[2] eleita o melhor hospital dos Estados Unidos.[3] Se você está sentindo dois ou mais desses sinais, peço que não os ignore, mas examine sua vida e procure pelos fatores desencadeadores de estresse. Esse é o motivo de eu ter começado este capítulo perguntando quão estressante estava o seu dia em uma escala de um a dez. Espero que sua resposta corresponda a um número bem baixo. Caso contrário, é bem provável que em dez, cinco anos, ou até em apenas 12 meses, sua saúde física piore drasticamente se você não agir agora. O que é estresse? Vamos dar uma olhada na definição das formas substantiva e verbal, para começar:

> Estresse (*substantivo*)
> 1. distensão, pressão, tensão (nervosa), preocupação, ansiedade, problema, dificuldade; aborrecimentos informais.
> 2. importância, peso.
> 3. ênfase, acento, intensificação; pulsação.
> 4. pressão, tensão, sobrecarga.

---

[2] Equipe da Clínica Mayo, "Stress Symptoms: Effects on Your Body and Behavior", MayoClinic.org, 4 de abril de 2019, https://www.mayoclinic.org/healthy-lifestyle/stress-management/in-depth/stress-symptoms/art-20050987.

[3] "The #1 Hospital in the Nation", MayoClinic.org, https://www.mayoclinic.org/about-mayo-clinic/quality/top-ranked.

(*verbo*)
1. enfatizar, chamar a atenção, sublinhar, destacar, apontar, dar ênfase, colocar a tônica em, salientar, acentuar, frisar
2. colocar a ênfase, enfatizar, colocar o acento.
3. sobrecarregar, esgotar, levar ao limite, pressionar, tornar tenso, preocupar, assediar.[4]

Seja o seu estresse substantivo ou verbo, ele tem o potencial de mantê-lo acordado à noite e impedi-lo de experimentar a vida de paz que você nasceu de novo para ter. A razão para isso é encontrada na segunda definição de *estresse* como substantivo: "importância, peso". As coisas que têm o maior potencial de estressá-lo só o têm porque são importantes para você. Creio que seja dispensável dizer que você não deve ficar estressado com o caixa do supermercado que embala suas compras muito devagar ou com o motorista que deu uma fechada em você na estrada. Essas pessoas não têm uma verdadeira "importância" em sua vida e as interações com elas não devem ter um verdadeiro "peso" em seu dia. Se você, no dia a dia, costuma esquentar a cabeça por causa de acontecimentos tão insignificantes, definitivamente corre o risco de desenvolver uma doença induzida pelo estresse.

As coisas e pessoas que *têm* "importância e peso" para nós são as com o maior potencial de nos estressar; justamente por isso, elas também são as que podem nos trazer a maior alegria. Aquele ex-cônjuge ou ente querido que o machucou só foi capaz de fazê-lo porque era importante para você. O relacionamento tinha certo peso na balança da sua vida. O mesmo acontece com qualquer amizade verdadeira que você perde. A perda foi grande porque o amor era grande.

Agora olhe para o *estresse* como um verbo. Você se sente como a terceira definição — sobrecarregado, pressionado e levado ao limite? Que tal pressionado, esgotado, tenso, preocupado ou incomodado? Nesse caso, é essencial que você se conscientize a respeito do que fazer para aliviar essa pressão todas as noites a fim de que o seu sono

---

[4] Dicionário da Apple, "stress", Apple Inc., versão 2.3.0 (203.16.12), 2005-2018 (versão em inglês).

seja tranquilo, a paz seja plena e a saúde possa ser protegida. Ao final deste livro, você *será* capaz de encarar sua angústia e aprender a desestressar. Só é preciso que Deus entre em cena e seja o seu filtro. Antes que uma situação estressante tome conta do seu dia e entre em sua vida, você deve considerar como vai lidar com ela e se preparar com antecedência.

O que muitos não entendem é que estresse, ansiedade e tensão, se não forem controlados, podem acabar virando neuroses. Basta ouvir esta definição de neurose da autora Susan M. Turley em *Understanding Pharmacology for Health Professionals* [Entendendo a farmacologia para profissionais de saúde]:

> Os sintomas da neurose incluem crises e transtorno de ansiedade e tensão — todos em um nível mais intenso do que o normal —, bem como um sentimento de apreensão com medos vagos e infundados, mas nunca há perda de contato com a realidade. O tratamento da neurose envolve o uso de remédios para combater a ansiedade, também conhecidos como ansiolíticos ou tranquilizantes menores. A neurose também é tratada com medicamentos antidepressivos e medicamentos específicos de outras categorias. As drogas psiquiátricas são usadas para tratar as doenças mentais.[5]

Mas, acredite ou não, tratamentos de neurose e medicamentos ansiolíticos vêm com uma extensa lista de efeitos colaterais que também são causadores de ansiedade e, entre eles, de acordo com o Instituto Nacional de Saúde Mental (NIMH na sigla em inglês), dos Estados Unidos, estão: náusea, visão turva, dor de cabeça, confusão, cansaço, pesadelos, sonolência, tonturas, problemas de equilíbrio, disfunções de coordenação, dificuldade de cognição e memória, salivação, dores musculares ou articulares, micção frequente e, por vezes, até erupções

---

[5] Susan M. Turley, *Understanding Pharmacology for Health Professionals*, 5.ª ed. (Upper Saddle River, NJ: Pearson Education, 2016), p. 333, Kindle.

cutâneas, urticária, inchaço da face ou lábios, dificuldade para engolir, rouquidão, pensamentos suicidas e até convulsões.[6]

Turley continua a definir *depressão*:

> A depressão é um transtorno de humor que se caracteriza por insônia, choro, falta de prazer em qualquer atividade, aumento ou diminuição do apetite, incapacidade de agir ou de se concentrar, sentimento de culpa, desamparo, desesperança, inutilidade e pensamentos de suicídio e morte. Esses sintomas ocorrem diariamente, interferem nas atividades cotidianas e duram mais de duas semanas. O tratamento da depressão envolve o uso de medicamentos antidepressivos.[7]

As descrições de Turley estão corretas. Ela também está certa quando descreve que o tratamento típico para depressão envolve uso de drogas antidepressivas. Mas os efeitos colaterais podem ser realmente devastadores. Mais uma vez, eles estão listados no site do NIMH de acordo com os efeitos divulgados pelo FDA (Food and Drug Administration, órgão estadunidense que controla a produção de alimentos, fármacos, cosméticos, entre outros): náuseas e vômitos, diarreia, sonolência, pensamentos sobre suicídio ou morte, tentativas de suicídio, depressão nova ou agravada, ansiedade nova ou agravada, sensação de agitação e inquietude, ataques de pânico, problemas com sono (insônia), irritabilidade nova ou agravada, agressividade, ira e comportamento violento, impulsividade, aumento extremo na atividade e na fala (mania) e outras mudanças incomuns no comportamento ou no humor.[8]

Agora você sabe quanto o estresse pode afetá-lo física e emocionalmente. Mas vou lhe dizer que, como pastores, meu marido e eu também vimos o estresse afetar gravemente a saúde espiritual das

---

[6] Instituto Nacional de Saúde Mental, "Mental Health Medications", acessado em 2 de abril de 2021, https://www.nimh.nih.gov/health/topics/mental-health-medications.

[7] Turley, *Understanding Pharmacology*, p. 333.

[8] NIMH, "Mental Health Medications".

pessoas. Um dia elas estão estressadas com o trabalho — seja um chefe exigente, uma promoção que nunca chega, cortes orçamentários ou um colega de trabalho explosivo — e, se seu estresse não for tratado, de repente estarão descontando as frustrações nos congregantes e até em seus pastores.

Lembro-me de que certa vez tivemos um membro da congregação cujo trabalho, até então agradável, tornou-se tão estressante que parecia fazê-lo passar por uma espécie de mudança de personalidade. Antes cheio de sorrisos vitoriosos, ele passou a viver reclamando do trabalho. Nunca falava a respeito de uma solução ou sobre procurar outro emprego. Só foi ficando cada vez mais frustrado e menos confiável. Começou a abandonar suas responsabilidades na igreja para administrar seu estresse ocupacional. Quando alguns líderes da congregação lhe falaram a respeito do excesso de preocupação, ele chegou a mencionar que talvez precisasse mudar de igreja. A situação teve um final feliz apenas porque ele, enfim, resolveu lidar com a fonte de seu estresse em vez de reorganizar a vida para acomodá-lo. Ele teve que descobrir o próprio valor para poder traçar um plano para o futuro e não se deixar vencer pelo estresse.

Da mesma forma, o melhor para o corpo, a mente e o espírito é não permitir que seus estressores passem despercebidos. Encare-os. Veremos mais sobre como fazer isso no Capítulo 9; por ora, vamos dar uma olhada no segundo ladrão que tentará afastá-lo do sono tranquilo: o trabalho.

Trabalho: o sedutor atraente

Outra distração que o impede de ir para a cama todas as noites é o trabalho. Ah, como eu amo trabalhar! Meu mundo ideal seria um lugar onde eu nunca teria que dormir e poderia trabalhar dia e noite. Nunca me cansaria, nem ficaria mentalmente exausta ou teria que dormir à noite. Para ser honesta, é a maior tentação da minha vida — a sedução da insônia. Luto com isso da mesma forma que algumas pessoas lutam contra algum vício ou a luxúria. Sempre por volta da meia-noite, recebo um segundo fôlego e, vendo que o mundo inteiro finalmente adormeceu e ninguém está mais me mandando mensagens ou me ligando, sinto como se uma janela de produtividade se abrisse e eu fosse capaz de escalá-la, bater asas e voar.

Meu desejo secreto é que não exista sono no céu. Descansar, dormir... jamais! Consigo realizar tanta coisa depois da meia-noite que, pela manhã, sinto como se estivesse trapaceando com os outros, recebendo boas horas produtivas de trabalho que ninguém mais no mundo teve a oportunidade de receber. Admito que quase me matei fazendo isso por várias décadas. Então, em 2012, tudo desmoronou: a dificuldade para dormir cobrou seu preço, e acabei com esgotamento adrenal. Essa condição é uma grave insuficiência adrenal causada por estresse, insônia e outros fatores. Quando você não dorme durante a noite para se restabelecer, o corpo começa a produzir energia a partir de outras fontes a fim de manter o funcionamento do organismo e garantir que você sinta vontade de sair da cama pela manhã. Na maioria das vezes, o corpo recorre à adrenalina e ao cortisol para fazer isso. O problema é que, se esses hormônios se esgotarem, seus dias estarão contados.

Também chamada de fadiga adrenal, ou exaustão adrenal, a pior manifestação dessa condição está no estágio 4, quando seus órgãos internos e sistemas do corpo se desligam completamente. Quando fui diagnosticada, já estava no estágio 3. Basicamente me disseram para "mudar de vida ou morrer". A nutricionista me disse que, se eu sobrevivesse, levaria de 18 a 24 meses para me recuperar. Essa condição também é chamada de doença de Addison, um distúrbio do qual muitas pessoas ouviram falar pela primeira vez após a morte de John F. Kennedy. Dizia-se que ele estava tão mal que, se não tivesse sido assassinado, acabaria morrendo em um ano.

Embora algumas de suas nomenclaturas sugiram fadiga ou exaustão, nunca experimentei isso tão severamente quanto algumas pessoas que passaram pela doença e disseram nem conseguir sair da cama.

Por causa da constituição robusta, nunca me senti tão esgotada a ponto de não conseguir funcionar. E, devido à ética de trabalho que herdei de meus pais, continuei me dedicando à minha rotina atribulada. A maioria dos meus dias eram de vinte horas, ou perto disso.

No entanto, pude notar uma diferença ao tentar subir um lance de escadas, ou ficar de pé o dia todo: meu corpo não suportava.

Quando estava com quarenta e poucos anos, com 1,60 metro de altura e menos de cinquenta quilos, fui fazer um check-up médico anual e os exames mostraram um aumento significativo nos níveis de colesterol e glicose no sangue. A função adrenal estava em queda quando meu sistema reprodutivo parou bruscamente — tudo confirmado por exames de sangue, urina e testes de saliva. Minha temperatura corporal caiu para 34,5 graus (numa manhã chegou a 32,5, confirmados por um segundo termômetro), o que revelou uma tireoide apática. Isso tudo indicava um metabolismo lento que eventualmente estacionou e resultou em ganho de peso indesejado.

Não só as suprarrenais pararam de produzir adrenalina suficiente (necessária para obter energia), mas também deixaram de produzir cortisol (necessário para reduzir o estresse). Até meu aparelho digestivo estava prejudicado pela presença de bactérias nocivas em meu intestino delgado, o que é perigoso por muitas razões, inclusive porque deixa a imunidade comprometida, já que 70% das células imunológicas localizam-se no intestino. Meu pâncreas estava totalmente sobrecarregado e os exames de sangue mostraram que eu estava pré-diabética. Isso depois de uma vida inteira com níveis de glicose perfeitamente saudáveis; quando apresentavam alguma alteração, era sempre para menos.

Minha saúde neurológica também sofreu um golpe, sob a forma de um aumento súbito das pequenas convulsões que eu vinha sofrendo por quase quarenta anos. Como a privação do sono é o principal fator desencadeador de convulsões, minha péssima saúde do sono trouxe problemas neurológicos. Tudo isso, aliado a outros fatores, estava sugando a minha vida, incluindo uma misteriosa névoa cerebral que eu simplesmente não conseguia dissipar, nem mesmo nos dias em que me sentia mais forte e em maior comunhão comigo mesma. Minha criatividade também parecia inexistente e tive um bloqueio criativo pela primeira vez na vida.

Eu ainda não conseguia fazer a conexão entre excesso de trabalho, falta de sono e meu corpo debilitado. Então comecei as pesquisas para um livro que estava escrevendo chamado *Seeing the Voice of*

God: What God is Telling You Through Dreams and Visions [Ver a voz de Deus: o que Deus está dizendo em seus sonhos e visões] (Chosen, 2014). Eu me senti inclinada a iniciar, então, uma nova versão deste livro sobre sonhos, incluindo nele meus estudos médicos sobre os estágios do sono, juntamente com recomendações nutricionais, como aumentar a lembrança dos sonhos por meio do uso de certas vitaminas e minerais. Eu sabia que deveria começar entrevistando um especialista em estudos do sono e, depois de entrar em contato com vários escritórios de pneumologistas em Nashville, um deles se mostrou disposto a colaborar. Você pode ter acesso a esses estudos em *Seeing the Voice of God*, mas basta dizer que, enquanto estava sentada no Starbucks no dia da nossa entrevista, fazendo anotações freneticamente, não fazia a mínima ideia de que Deus estava me preparando para descobrir o que havia de errado comigo. Ele estava usando o meu trabalho para me fazer estudar o sono, porque era o próprio trabalho o que estava me impedindo de dormir.

Como explicou o médico que entrevistei naquele dia, a primeira consequência da privação de sono é a desregulação hormonal. Você deve ter pensado que, quando o ouvisse falando isso, eu teria um momento de iluminação. Mas não foi o que aconteceu. Lembre-se de que a entrevista aconteceu antes do diagnóstico de esgotamento adrenal. Ainda assim, os sintomas mostravam que meus hormônios estavam diminuindo. Agora, como médica naturopata, sei que, como os hormônios são sintetizados em grande parte a partir do colesterol (assim como todas as células do nosso corpo), foi por isso que os níveis já elevados de colesterol subiram ainda mais. Meu corpo estava lutando para produzir hormônios, mas foi uma batalha perdida para ambos os lados. Eu nunca recuperaria a produção suficiente de hormônios tireoidianos, renais ou reprodutivos se não fizesse alguma mudança.

Havia um débito de sono de trinta anos para pagar, e o meu prazo estava vencendo. Se aprendi algo com essa experiência foi que, se você não for se deitar e dormir, seus órgãos vão dormir em seu lugar. Eu pensava que por comer verduras, me exercitar regularmente e evitar gorduras ruins e alimentos açucarados, estava bem de saúde. Mesmo que você faça tudo isso, a privação do sono ainda pode levá-lo para o caixão cedo demais se não adotar novos hábitos. Já era hora de me decidir a fazer isso.

Se aprendi algo com essa experiência foi que, se você não for se deitar e dormir, seus órgãos vão dormir em seu lugar.

Como meu fígado também dava sinais de dificuldade, eu não podia simplesmente começar a tomar um remédio para cada órgão, porque o fígado poderia não conseguir processar todos eles. Tive que usar a comida como remédio e fazer um curso intensivo de herbologia, vitaminas, minerais e muitos outros. Com os passos que dei e as mudanças que realizei, o que deveria ter levado até dois anos para dar certo acabou tornando possível que o Grande Médico e eu fizéssemos tudo em apenas seis meses.

Você pode ler a história completa de como sobrevivi em meu livro *The 30-Day Faith Detox: Renew Your Mind, Cleanse Your Body, Heal Your Spirit* [A desintoxicação pela fé em 30 dias: renove sua mente, limpe seu corpo, cure seu espírito] (Chosen, 2016). Esse foi o livro que escrevi depois da experiência do esgotamento e da recuperação adrenal. Ainda me impressiona que, hoje em dia, dezenas de milhares de pessoas em todo o mundo tenham seguido o mesmo percurso mensal de limpeza completa do templo que apresentei naquele livro, encontrando cura física, emocional e espiritual. Talvez você mesmo queira seguir o processo que descrevo no livro. É realmente um botão de *reset* para o corpo, para a mente e o espírito. Não se passa um dia sem que eu ouça falar de pessoas que estão começando ou terminando sua jornada de desintoxicação pela fé. Elas ficam animadas, listam suas realizações e relatam os medicamentos que abandonaram e a cura que encontraram nos relacionamentos. Deus é tão bom! Mas lembre-se também de que o segredo para uma boa saúde física não é mais somente dieta e exercícios. De agora em diante é dieta, exercício *e sono*. Agora acredito e nunca me cansarei de dizer: *os médicos do sono poderiam aposentar todos os outros, porque uma vez regulado o seu sono, toda a sua saúde é colocada em ordem!*

Antes que seja tarde demais, você precisa aprender a lidar com os fatores de estresse que discutimos, entregá-los a Deus, desligar o computador, parar de trabalhar e depois ir para a cama. Vamos discutir mais sobre como melhorar a saúde do seu sono e seu débito noturno no Capítulo 2. Mas, primeiro, vamos olhar para o terceiro ladrão do nosso sono: a preocupação. Este final se destaca em causar distrações que muitas vezes nos impedem de ir para a cama, ou que nos mantêm bem acordados assim que chegamos lá.

Preocupação: a ladra do sono

Já ouviu falar em *kudzu*? É uma trepadeira agressiva, conhecida em quase todos os Estados Unidos, embora seja originária do outro lado do mundo, do Japão e do sudeste da China. Na região do país em que moro, nos referimos a ela como "a videira que engoliu o Sul". Podemos vê-la crescendo à beira da estrada, ao longo da maioria das rodovias interestaduais. É um exemplo perfeito de uma planta que foi introduzida no ambiente com as melhores intenções, mas com os piores resultados.

O kudzu foi levado pela primeira vez à América do Norte em 1876, para uma exibição na Exposição Japonesa do Centenário da Filadélfia. Imediatamente após o encontro, todas as plantas da exposição foram destruídas. Na virada do século, no entanto, você podia comprar kudzu em catálogos por correspondência, como muitas pessoas fizeram, na tentativa de trazer sombra para as casas e os jardins. Na década de 1930, o kudzu foi utilizado nos Estados Unidos pelo Serviço de Erosão do Solo (SES) e pelo Corpo de Conservação Civil (o CCC, um programa de assistência ao trabalho que empregou milhões de pessoas em projetos ambientais durante a Grande Depressão) com o objetivo de combater a erosão do solo no sudeste. Só conheço essa história porque costumava ter um amigo cujo pai foi responsável por ajudar a tomar a decisão de levar kudzu para os Estados Unidos — uma decisão da qual muitos no CCC se arrependeriam.

É verdade que as trepadeiras de kudzu oferecem uma espécie de proteção para as grandes extensões de terra ao evitar a erosão do solo, mas o problema com essa trepadeira imortal é que ela pode atravessar campos inteiros de vegetação — grama, árvores, flores etc. — em pouco tempo. Na verdade, cresce até trinta centímetros por dia no início do verão. Ela basicamente estrangula tudo o que toca, envolvendo-se lentamente em torno de seu hospedeiro. Não apenas isso, mas as raízes tuberosas podem chegar à profundidade de três metros e meio ao atingir uma idade avançada e pesar de duzentos a trezentos quilos.

Essa planta impressionante, que outrora se destinava a fornecer sombra e alívio, hoje é devastadora. Centímetro por centímetro, pé por pé, a paisagem que ela invade passa a fazer parte do passado. Basta pesquisar no Google as palavras "kudzu planta invasora" e confira algumas das imagens alarmantes, incluindo aquelas nas quais ela logo "come" áreas não cultivadas, como prédios antigos, terrenos baldios e estruturas abandonadas.

Meu caro amigo, a preocupação é como o kudzu. Parece muito construtiva no início, como se produzisse soluções para qualquer tipo de problema que o esteja incomodando enquanto você tenta dormir. Verdade seja dita, a preocupação na verdade tem poder de nos manter acordados para solucionar problemas até altas horas. Por isso, você nunca se deita para dormir. Mas os problemas nunca são resolvidos, porque a preocupação envolve sua mente e rouba seu sono. E se você é do tipo que se deixa abraçar pela preocupação durante o dia, saiba que ela pode enredar todos os seus pensamentos e fazê-lo tomar decisões impulsionadas inteiramente pelo medo, não pela fé.

Assim como o kudzu, se não controlado, faz com tudo o que toca, a preocupação rasteja e controla as suas tomadas de decisão, até quando você está sonhando, se deixá-la correr solta. Veja as palavras de Jesus para você sobre a preocupação:

> Portanto eu lhes digo: não se preocupem com sua vida, quanto ao que comer ou beber; nem com seu corpo, quanto ao que vestir. Não é a vida mais importante que a comida, e o corpo mais importante que a roupa? Observem as aves do céu: não semeiam nem colhem nem armazenam em celeiros; contudo, o Pai celestial as alimenta. Não têm vocês muito mais valor do que elas? Quem

de vocês, por mais que se preocupe, pode acrescentar uma hora que seja à sua vida?
Por que vocês se preocupam com roupas? Vejam como crescem os lírios do campo. Eles não trabalham nem tecem. Contudo, eu lhes digo que nem Salomão, em todo o seu esplendor, vestiu-se como um deles. Se Deus veste assim a erva do campo, que hoje existe e amanhã é lançada ao fogo, não vestirá muito mais a vocês, homens de pouca fé? Portanto, não se preocupem, dizendo: "Que vamos comer?" ou "Que vamos beber?" ou "Que vamos vestir?" Pois os pagãos é que correm atrás dessas coisas; mas o Pai celestial sabe que vocês precisam delas. Busquem, pois, em primeiro lugar o Reino de Deus e a sua justiça, e todas essas coisas lhes serão acrescentadas. Portanto, não se preocupem com o amanhã, pois o amanhã trará as suas próprias preocupações. Basta a cada dia o seu cuidado (Mateus 6:25-34, NVI).

Tenho uma grande amiga em Nashville, chamada Trish Beverstein, que tem um campo de lírios bem antigo do lado de fora de sua casa. Ela o plantou há anos e, logo depois, começou a enxergá-lo como lembrete e refúgio, baseando-se nessa passagem de Mateus 6. Quando as provações da vida chegam, em vez de labuta, bateção de cabeça ou preocupação, ela simplesmente vai e se senta em seu campo de lírios. Isso a faz se lembrar de buscar primeiro o Reino de Deus e, depois, esperar com entusiasmo que o Senhor lhe dê as respostas de que precisa. Eu tive um lugar privilegiado na vida de Trish por décadas e posso dizer: é isso o que Deus faz por ela todas as vezes, com a precisão de um relógio. Trish e eu compartilhamos o amor por muitas coisas — nutrição, saúde e produtos de beleza —, mas não há nenhum cosmético como a felicidade. Tenho certeza de que a beleza de Trish pode ser atribuída diretamente à paz e à alegria que ela sente enquanto está sentada em seu campo "contemplando os lírios". Talvez você também devesse plantar um campo de lírios. Ou pelo menos compre uma almofada com a estampa da flor de lírio para deixar na sua cama, como um lembrete. Então, todas as noites, permita que ela o atraia para o quarto e, ao tirá-la da cama e colocá-la no chão, deixe que todas as preocupações vão junto da almofada. Recuse-se a se agitar e a trabalhar. Escolha descansar.

Ao terminar este primeiro capítulo, quero que você responda às questões abaixo. Elas o ajudarão a listar as três categorias de distração sobre as quais falamos que o impedem de ir para a cama todas as noites e descansar em paz. Descreva aquilo que o estressa, os prazos do trabalho e as preocupações, aos quais você se dirigirá mais tarde, quando concluir o livro. Ao terminar de ler cada um dos dez capítulos deste livro em seu próprio ritmo, faça sempre o mesmo: responda às questões. *Você não terá terminado um capítulo até responder às questões que o acompanham.*

Quando finalizar a leitura deste livro, você pode iniciar meu programa "Dez dias para uma vida de sono e sonhos mais profundos", que apresento no Capítulo 10. Você não apenas usará as informações que aprendeu em cada capítulo, mas também suas respostas para as questões ao fim de cada um deles. Obviamente, o programa durará dez dias após terminada a leitura do livro. Durante o programa, recomendo que você reveja as questões e respostas de cada capítulo, uma a cada noite, um pouco antes de dormir.

Mas primeiro, aqui estão as questões de hoje e a oração final:

Questões e oração

1. Liste três motivos de estresse ou preocupações que você enfrenta hoje.
2. Descreva sua relação com seu trabalho atual.

Ore em voz alta:

> *Deus Pai, por favor, mostre-me as distrações diárias que estão unindo forças para me impedir de terminar cada dia em paz. Mostre-me aqueles lugares nos quais escolho trabalhar com minhas próprias forças e solucionar meus problemas em vez de confiá-los a ti e seguir pelo corredor até o quarto todas as noites para um doce rejuvenescimento. Ajude-me a ter limites saudáveis para o trabalho e a nunca permitir que isso tire o meu foco de ti. Em nome de Jesus, amém.*

2
OS TESOUROS DENTRO DO SEU QUARTO

Faça-me um favor. Vá para o seu quarto agora. Se estiver longe de casa, feche os olhos e caminhe até ele em sua mente. Ao entrar, quero que você se sente ou se deite em sua cama. Este é o cômodo no qual você deve passar, pelo menos, um terço do dia. O tempo que gastou dormindo nos quartos e nas camas no passado, deveria ter composto um terço de sua vida. Se você tem zero anos, deveria ter dormido por dez anos. Se tem 45, deveria ter dormido por 15. E quando tiver 75 anos, deverá ter dormido por 25 anos de sua vida. (Se for mais velho do que isso e tem boa saúde, tenho certeza de que tem bons hábitos de sono!)

É neste quarto que muitas coisas bonitas devem acontecer — e acontecerão! — com você enquanto descansa. Nosso objetivo é discuti-las em detalhes neste capítulo, porque uma parte importante do meu objetivo é oferecer a você ferramentas para ajudá-lo a entregar preocupações, estresses e problemas a Deus todos os dias e ter uma boa noite de sono enquanto ele trabalha nisso para você. Essa troca linda acontece em seu quarto. Mas às vezes tratamos nossos quartos como um *pit stop* sem sentido, nos quais simplesmente nos deitamos e desmoronamos inconscientemente por algumas horas no fim de um dia difícil.

Olhe em volta. Seja grande ou pequeno, seu quarto deve ser composto por itens que trazem um sorriso no rosto e paz no coração. Não deve ser o lugar onde as contas a pagar e as roupas sujas se acumulam. Ao entrar nele, você deve imediatamente desejar sorrir, respirar fundo e relaxar — deve ser um ambiente de inspiração, um santuário onde as preocupações do seu dia se dissipem.

É verdade que as preocupações ainda estarão lá quando acordar e poderão não ter mudado. Mas você terá mudado. Estará mais forte e mais focado. Você deve acordar com um novo propósito e nova força a cada manhã, ainda que seu "quarto" seja uma cama embutida que se dobra na parede, um saco de dormir no chão da sala de um amigo ou o colchão em um abrigo. Todas as noites, onde quer que você deite seu corpo — a criação misteriosamente milagrosa de Deus destinada a ser o templo de seu Espírito Santo —, esse lugar se torna o espaço sagrado em que você se reclina para ser restaurado pelo próprio Criador. Consegue enxergá-lo como um espaço sagrado? Olhe para os três tesouros principais que esperam por você em seu quarto: a paz, que é o ambiente para o descanso; o sono, que é sua viagem noturna para a cura; e os sonhos, que fazem do lugar de descanso a sua sala de reunião com Deus.

Paz: o ambiente para o descanso

Sabe aquela sensação de quando você entra em um quarto de hotel novo e limpo, acende as luzes e vê pela primeira vez aquela cama grande e fofa? Você estava viajando, andando por aí, carregando mala ou maleta (ou ambas), teve que fazer check-in e subir as escadas ou encontrar o elevador. Depois teve que fazer o cartão de entrada funcionar e, assim que avista aquela luzinha verde, entra e então... está "em casa". Não sei você, mas minha prática frequente é largar tudo, tirar os sapatos, ir até a cama e dar um mergulho de barriga (ou uma queda livre para trás). Esta é minha reação instintiva. Por que nós fazemos isso? Porque aquele quarto representa uma coisa: descanso. Rejuvenescimento. É o fim daquele dia que você passou ocupado em reuniões longe de casa (ou para mim, muitas vezes, uma gravação no estúdio), você mal podia esperar para ter isso de volta e relaxar. Para tornar esse processo de retorno tão especial a cada noite, incluindo serviço de limpeza e de cama, muitos cuidados foram tomados.

Mas, assim como viajar demais pode fazer, noite após noite, com que essa experiência vá deixando de ser especial, também em nosso próprio quarto, ano após ano, isso pode acontecer. Nós nos tornamos tão familiarizados com o ambiente que o que era novo desaparece. Chegamos em casa e encontramos um quarto bagunçado, cheirando a meias sujas, que já não é varrido ou aspirado há um mês ou mais.

Além disso, as luminárias têm a luz tão intensa que, se você estiver com sono antes de chegar em casa ao fim de um longo dia, acaba por perdê-lo em meio a tanta claridade. Bem, de repente, você está totalmente acordado.

E se você tirasse cinco minutos todas as manhãs e arrumasse a cama, tirasse o lixo e providenciasse aquele difusor de aromas, com seu perfume favorito, bem eficaz, para recebê-lo ao chegar em casa? E se separasse um tempinho, todo fim de semana, para tirar o pó, aspirar ou varrer o chão, reorganizar os acessórios para manter o quarto sempre "novo" e organizar suas pilhas de coisas para que tudo esteja no lugar ao fim de um dia de trabalho?

A questão principal é investir neste um terço de sua vida criando um ambiente de paz em casa — ou seja, em seu quarto. Porque é provável que não encontre um lugar de paz na cozinha, na garagem, na lavanderia ou em qualquer outro cômodo que não seja o próprio espaço de descanso. Não costumamos dizer boa-noite para aqueles que compartilham a casa conosco quando estamos na sala de estar ou no banheiro, mas sim ao nos dirigirmos para o quarto. Por que não o tornar, então, um lugar onde o próprio Príncipe da Paz pudesse se sentir em casa? Porque, se o seu quarto não é esse lugar, então é muito improvável que a paz do Senhor possa habitar nele.

A questão principal é investir
neste um terço de sua vida criando
um ambiente de paz em casa — ou seja,
em seu quarto.

Veja o que diz 2Tessalonicenses 3:16: "Ora, o Senhor da paz, ele pessoalmente, vos dê continuamente a paz em todas as circunstâncias. O Senhor seja com todos vós!" (KJA). Essa palavra grega que corresponde à paz, *eirēnē*, tem os seguintes significados:

- Segurança, proteção, prosperidade, felicidade (porque paz e harmonia fazem e mantêm as coisas seguras e prósperas)
- Ausência da ira e da destruição da guerra
- Paz entre indivíduos, isto é, harmonia, concórdia
- O caminho que leva à paz (salvação)
- Para o cristianismo, o estado tranquilo de uma alma certa de sua salvação por meio de Cristo, e assim não temendo nada em relação a Deus e contente com sua sorte terrena, seja ela de qualquer tipo
- Um estado de tranquilidade nacional
- Da paz do Messias[9]

Com *eirēnē* sendo usada duas vezes, este versículo poderia, portanto, ser assim traduzido: "Que o Deus da segurança, da proteção, da prosperidade e da felicidade possa ele mesmo distribuir harmonia entre os indivíduos, oferecer um estado tranquilo no qual não precisemos temer nada e vivamos sempre contentes, na ausência da ira e da destruição da guerra." Imagine esse tipo de paz, "um estado de tranquilidade nacional", em seu quarto! Especialmente se você é casado e houve brigas entre *nações* naquela noite. É a "paz do Messias" e, se você o conhece e vive com ele um relacionamento diário, então ele o acompanhará até a cama todas as noites, para que você descanse em seu aconchego. E mesmo quando o versículo terminar, o Senhor "estará com você". Então adivinhe: ele também cuidará de você enquanto dorme.

Anos atrás, eu era apresentadora de um canal de compras pela televisão, primeiro como convidada, e a partir de 2006 como contratada

---

[9] Blue Letter Bible Lexicon, "eirēnē" (Strong's G1515), https://www.blueletterbible.org/lexicon/g1515/kjv/tr/0-1/.

em tempo integral. Eu vendia joias, eletrônicos, utensílios de cozinha, utensílios domésticos para o dia a dia e muito mais. Mas meus programas favoritos eram aqueles sobre produtos para a cama. Nossos fiéis assistentes de produção entravam num estúdio totalmente vazio e, dentro de uma hora, criavam e mobiliavam um quarto inteiro no set, com cama king ou queen, cômoda, mesinhas de cabeceira, guarda-roupa, até tapetes, abajures e plantas. Guardo a memória específica de um dia no set, vendo-os remover tediosamente cada amassado das cortinas com vaporizadores (e não estávamos vendendo cortinas ou vaporizadores). Eles estavam recriando um ambiente. Um ambiente com o qual esperávamos fazer os clientes darem uma olhada e, cheios de desejo, pegarem o telefone e realizarem um pedido.

Mas os clientes não estavam comprando móveis ou acessórios, ou mesmo a estrutura da cama. Os assistentes de produção tinham todo aquele trabalho só para que eu pudesse vender um colchão simples. Ou os lençóis. Eles queriam que os clientes se imaginassem no meio daquele paraíso e, depois que eles se livrassem das manchas e amassados da colcha e da roupa de cama combinando, meu trabalho era pular em cima da cama e vender tudo o que estava *embaixo* de mim. O trabalho deles era projetar um ambiente bonito e tranquilo para que eu pudesse fazer meu trabalho, que era vender um pacotão quadrado e branco recheado de bobinas e molas.

O programa sempre começava da mesma forma, com uma câmera *jib* acima de mim (aquela câmera longa, parecida com um dinossauro, que consegue captar todos os seus grandes movimentos) como se fosse uma visão celestial, olhando para ela naquele ambiente tranquilo. A câmera girava e depois descia até onde eu ficava, ali na cama. Em poucos instantes, o telespectador nem se lembrava mais de que eu estava tentando vender um colchão. O que eu fazia era passar um conceito de paz e descanso (para vender o colchão). Ocasionalmente, se o colchão era um daqueles com "tecnologia da NASA que resiste até à mais poderosa das forças G", os produtores me faziam colocar um copo cheio de água num canto da cama e depois pular para cima e para baixo na outra ponta a fim de mostrar que a água não se movia dentro do copo.

Era a prova de que, nem mesmo se alguém se deitasse e se levantasse da cama ao seu lado, a felicidade noturna que eu estava lhe vendendo seria interrompida. Você precisava de um sono tranquilo e ali estava a sua chance. "Não perca esta oportunidade!"

E, realmente, é isso que estou tentando vender para você aqui e agora. Estou tentando convencê-lo a criar um ambiente em seu quarto que gere paz. Então, olhe ao seu redor. Seu quarto sussurra "Paz"? Ou grita "Por favor! Mude-me!"?

Talvez você diga: "Eu adoraria criar um ambiente mais tranquilo em meu quarto, mas não tenho dinheiro para isso." Confie em mim, já passei por isso. Lembro-me de quando estava grávida da minha sexta filha, Jenesis. Nossos três quartos do andar de cima estavam lotados, com cinco crianças. Não havia espaço para organizar um lugar exclusivo para o bebê. Certa noite, dei um pulo na cama, chorando, e disse ao meu marido: "Onde vamos colocá-la? Não há lugar para outro bebê nesta casa! O que vamos fazer?!"

Chris, com seu jeito calmo de sempre, disse: "Laura, vamos colocá-la em um berço ao lado da nossa cama, como fizemos com todos os outros recém-nascidos. Por que ela teria que ficar lá em cima, com cinco crianças barulhentas? Ela ainda não precisa de um quarto só para ela. Vem cá. Vai dar tudo certo."

Deitei e enxuguei as lágrimas. Ainda assim, em meu coração, eu queria um lugar acolhedor para minha bebê. Orei e pedi a Deus um plano. Eu precisava preparar um ninho… Mas, quando olhei ao redor do nosso quarto mergulhado nas sombras, senti que aquele ambiente precisava seriamente de uma reforma. Só que havia pouco ou nenhum dinheiro no orçamento para isso. O quarto era composto de móveis de vime marrom, uma colcha escura e bugigangas sem graça nenhuma espalhadas por todo canto. Minha criatividade se acendeu. Pintei as paredes com tinta lavanda, pintei com spray — ao ar livre! — os móveis de vime de branco e comprei um lindo edredom amarelo e branco. Substituí as bugigangas escuras por uma decoração em tons pastéis que peguei aqui e ali nos outros cômodos da casa.

Em pouco tempo, Jenesis tinha um quarto lindo e tranquilo. O berço dela também era de vime branco, com uma bela colcha clara.

É verdade, Chris e eu agora estávamos dormindo em um quartinho de bebê improvisado, mas não havia nada de "bebê" nele. Havia apenas uma decoração tranquila e pacífica, e acho que me custou uns cinquenta dólares. Até hoje, é a reforma do quarto da qual mais me orgulho. Embora feita há vinte anos e outras reformas tenham surgido à medida que meus filhos foram crescendo, ainda é por aquele edredom branco e amarelo comprado no Kmart que as "crianças" brigam quando nos visitam para uma noite de cinema. Há paz ali. Há fé e criatividade ali.

A necessidade *não* é a mãe da invenção. Deus Pai é o autor de toda inovação, especialmente a inovação nascida de um momento de desespero. Portanto, reserve um tempo hoje para pensar numa reforma para o seu quarto. Faça como eu fiz: ore e peça a Deus um plano para transformar seu quarto em um ambiente de calma e paz.

Aqui estão dez coisas fáceis que você pode fazer sem gastar nada ou quase nada:

1. Reposicione sua cama em outra parede.
2. Limpe e organize seu quarto.
3. Reorganize as fotos ou quadros nas paredes.
4. Livre-se de todos os móveis de que você não precisa.
5. Não deixe os cabos eletrônicos aparentes.
6. Mude a iluminação (cordões de luz são baratos e calmantes).
7. Pendure suas cortinas em um ponto mais alto para "aumentar" o tamanho do cômodo.
8. Doe tudo de que você não precisa (incluindo as roupas espalhadas).
9. Coloque novas almofadas na cama (ou reforme as antigas).
10. Coloque suportes plásticos para criar espaço de armazenamento debaixo da cama.

Você pode encontrar inúmeras ideias de reforma para o seu quarto na internet.

Sono: a sua viagem noturna para a cura

O segundo tesouro que descobrirá em seu quarto é o próprio sono. O que acontece quando dormimos? Mais do que você pensa! Em *Seeing the Voice of God*, esbocei em detalhes científicos os estágios pelos quais o corpo passa enquanto dormimos. E aprendemos que é realmente uma viagem. Não vou detalhar muito aqui, mas vamos pelo menos olhar o básico dos estágios do sono nos quais entramos e saímos durante a noite:

Estágio 1 (N1): Este é um estado relaxado de sono inicial no qual entramos e saímos algumas vezes, logo depois de nos deitarmos. Nesta fase somos facilmente despertados e nem sabemos se estamos realmente dormindo (e, se acordarmos, diremos que não estávamos para quem por acaso estiver nos observando), mas as ondas cerebrais pintam uma imagem diferente. Esse é o estágio em que a atividade muscular diminui e pode-se sentir espasmos e contrações musculares. As ondas cerebrais características desse momento são do tipo *theta*, mais lentas e mais largas do que as ondas diurnas (alfa e beta).

Imaginemos o estágio 1 como a primeira marcha que se usa quando entramos no sono. Essa fase dura entre cinco e dez minutos.

Estágio 2 (N2): Aqui, os olhos e o corpo param de se mover e tanto a frequência cardíaca quanto a temperatura diminuem. *Fusos do sono*, rajadas de um a dois segundos de atividade elétrica, são adicionados às ondas theta. Assim como os *complexos K*, ondas cerebrais de picos e quedas consideráveis. Os cientistas dizem que esses tipos de ondas cerebrais ajudam a desligar-nos do mundo exterior. O corpo passa de 15 a vinte minutos nessa segunda marcha e, então, entramos no que é oficialmente chamado de "sono profundo".

Estágio 3 (N3): As ondas theta se tornam ondas delta, as mais lentas e fortes produzidas pelo cérebro. Agora abandonamos o mundo ao nosso redor, bem como estressores e preocupações. O estágio 3 contém de 20% a 50% das ondas delta do sono profundo, enquanto o estágio 4 será marcado por uma maior parte de atividade delta. O sonambulismo ocorre nesta fase. Entramos nesta "terceira marcha" cerca de 35 a quarenta minutos depois de adormecer.

Estágio 4 (ainda considerado N3): Neste estágio de sono profundo de ondas delta lentas, estaremos alheios aos estímulos externos. Esta é a parte da noite em que ocorre o sono restaurador. A glândula pineal libera o hormônio do crescimento (GH), que resulta em crescimento ósseo e muscular em crianças, mas que, em adultos, proporciona reparo tecidual e rejuvenescimento total do corpo. Pare e pense neste milagre: o hormônio que nos faz crescer como uma criança adormecida é o mesmo que nos faz ser curados como adulto adormecido! Como o corpo também diminui a quebra de proteínas, que reparam os danos do estresse do dia e dos raios ultravioleta, o sono profundo também se torna seu "sono da beleza". Prolactina e gonadotropinas também são secretadas, o que faz essa fase ser de cura e reabilitação. Se algo nos acordar durante essa quarta marcha do sono (N3 profundo), ficaremos extremamente desorientados.

Antes de passar do estágio 4 para a "quinta marcha", que é o sono REM, dos sonhos, realmente invertemos e reduzimos as marchas, indo do estágio 4 de volta para o estágio 3 e, depois, aterrissando no estágio 2 — mas não acordamos. É como se estivéssemos subindo uma colina em segunda marcha, alcançamos o topo e começamos a descer — rapidamente. Pulamos todas as outras marchas e mudamos imediatamente para uma proverbial quinta marcha. Ao contrário do estágio 2, em que os olhos permanecem parados, eles agora começam a se mover para a frente e para trás rapidamente. Entramos no que é chamado de sono REM (movimento rápido dos olhos). Ah, a terra dos sonhos!

Então, o primeiro ciclo completo de sono é parecido com isso: estágio 1 a 2, 3 a 4, depois de volta ao 3, em seguida ao 2... Finalmente, na última fase, o sono REM, dos sonhos. Esse tipo de ciclo de sono se repete quatro ou cinco vezes antes do nascer do sol, dependendo de quanto tempo ficamos na cama. Cada ciclo dura de noventa a 120 minutos. Após o primeiro ciclo, mudamos de marcha em uma ordem um pouco diferente. Gastamos menos tempo por ciclo em N3, e mais tempo em N2 e no sono REM. Enquanto no primeiro ciclo de sono passamos cerca de dez minutos em sono REM, os últimos ciclos nos colocam em um estado de REM mais prolongado. A cada oito horas completas de sono, experimentamos de uma hora e meia a duas horas de período com sonhos. É como assistir a um filme completo todas as noites enquanto dorme — e de graça![10]

Mas você está fazendo muito mais do que sonhar enquanto dorme todas as noites. Está se curando. Esse é o milagre do estágio 4, como vimos, pois é aqui que a reparação de tecidos e o rejuvenescimento total do corpo acontecem todas as noites. Esse também é o momento da noite em que os estressores emocionais são processados fisicamente. Como dissemos, sem esse estágio crucial de sono profundo, você acordará parecendo que não teve seu *sono de beleza*. Penso que poderíamos dizer que a fonte da juventude está, de fato, debaixo do travesseiro. O melhor é sorver profundamente dela todas as noites!

E se você estiver entre os tantos que afirmam não conseguir dormir? Esse é o oposto do problema que tive, pois eu me recusava a dormir. Em vez disso, você *não consegue* pegar no sono. Isso ocorre porque você desenvolveu o que chamo de débito de sono e as evidências começam a aparecer no comportamento diário que envolve uma aparente privação de sono. Aqui estão alguns sinais de que você pode ter um débito significativo de sono:

1. Sonolência diurna
2. Imunidade reduzida (você fica doente com frequência)
3. Irritabilidade e alterações de humor
4. Ganho de peso
5. Baixa libido
6. Bocejos frequentes
7. Dificuldade de concentração
8. Confusão mental

---

[10] Novamente, você pode encontrar informações muito mais detalhadas sobre cada um desses estágios do sono em meu livro *Seeing the Voice of God: What God Is Telling You through Dreams and Visions* (Chosen Books, 2014).

9. Perda de memória e esquecimento
10. Ansiedade
11. Depressão
12. Paranoia

De muitos modos, escrever este livro me levou de volta ao tempo em que escrevi *Seeing the Voice of God*. Lembro-me muito vividamente de que, enquanto estudava e fazia a pesquisa para esse livro, Deus colocou um forte desejo no meu coração de incluir capítulos médicos que explicassem os estágios do sono, além de dicas de alimentação para dormir bem à noite e até se lembrar melhor dos sonhos. Ensinei sobre sonhos e visões por anos, mas, quando chegou a hora de escrever o livro, disse ao Senhor que havia várias obras com uma boa abordagem do tema dos sonhos por aí — muitos escritos por meus heróis da fé — e que não estava interessada em repetir o que já havia nelas. Então eu disse ao Senhor que escreveria o livro se ele pudesse me mostrar um "novo foco" sobre o assunto. Imediatamente, Deus chamou a minha a atenção para o fato de que ainda não havia um livro religioso que tratasse de sonhos e visões e incluísse capítulos médicos. Esse pensamento me deixou totalmente animada e paralisada ao mesmo tempo. Eu não tinha qualificação para escrever qualquer coisa que tivesse a ver com o corpo humano, para não falar das razões fisiológicas por trás do porquê e do como nós dormimos. Naquele tempo, eu não era nutricionista, nem médica naturopata, não havia estudado significativamente nada a respeito de saúde, a não ser talvez para cuidar só da minha. Assim, me propus a criar aquele livro único sobre os sonhos. Mantive nos ouvidos a frase *o sono é o colchão dos sonhos*. Essa frase tornou-se parte da propaganda para divulgar o livro, mas ela começou como uma pequena frase que Deus sussurrava para mim repetidamente, da qual nunca esqueci. Você não pode sonhar se não consegue dormir.

O sono é o colchão dos sonhos.

De repente, essa frase criou um desejo urgente em mim, um desejo de ajudar as pessoas a dormirem melhor. Note que eu mesma não experimentava uma boa prática de saúde do sono naquela época. Então, em certo sentido, Deus estava me fazendo aprender tudo isso para salvar minha própria vida. Mas também estou convencida, por causa dos frutos que tenho colhido desde a publicação do livro, que foi de fato uma palavra inspirada por Deus para uma *geração insone*.

Outra coisa aconteceu enquanto eu escrevia aquele livro. Sofri uma queda esquisita provocada por uma mesa de centro de vidro e ferro forjado, quebrando a costela e perfurando o pulmão, o que resultou em um pneumotórax (presença de ar no pulmão, que pode levar ao seu colapso). Como se já não tivesse sido suficientemente obrigada a reunir todos os dados médicos necessários, agora estava tendo que fazê-lo com dor intensa, pior do que qualquer dor que já tinha sentido, mesmo ao dar à luz seis filhos. Recusei-me a tomar analgésicos, no entanto, porque não queria ler meu livro no futuro e perceber que o texto havia ficado confuso. Era preciso que pensamentos e palavras estivessem claros como água para que eu pudesse comunicar aos leitores por que e como eles dormem, onde devem dormir, quando devem dormir e quais são os infinitos benefícios do sono para a saúde e a retenção dos sonhos, se eles fizessem as mudanças necessárias para melhorar a saúde do sono.

Pouco depois da queda sobre a mesa de centro, clamei a Deus e ele me curou de forma comovente dos efeitos daquelas lesões. Ele restaurou instantaneamente minha costela e insuflou meu pulmão. Um raio-X confirmou que era um milagre! Sei, por experiência, que Deus me ajuda a escrever meus livros para que eu também possa ajudá-lo. Aqui, quero falar mais sobre o importante fundamento que lancei naquele livro. Nestas páginas, quero fornecer alguns dados de pesquisas atualizadas e outras soluções para as crises de sono. (Mas, mesmo assim, volte e leia aquele outro livro, já que passei por tanta dor para escrevê-lo para você!)

De acordo com a Cleveland Clinic, dos Estados Unidos, mais de setenta milhões de estadunidenses sofrem de distúrbios do sono[11] e de-

---

[11] "Common Sleep Disorders", Cleveland Clinic, última atualização em 23 de dezembro de 2020, https://my.clevelandclinic.org/health/articles/11429-common-sleep-disorders.

zenas de outros milhões encontram e perdem o sono durante a vida. Com mais de oitenta distúrbios do sono já identificados, prevê-se que a indústria da medicina do sono atinja a marca de 102 bilhões de dólares até 2023.[12] Somente em 2017, os soníferos geraram quase setenta bilhões de dólares em todo o mundo e, se você tiver uma simples máscara para dormir em casa, saiba que contribuiu para esse total. Outros itens desse mercado são os colchões, travesseiros, medicamentos de laboratórios do sono e dispositivos de apneia do sono.

Tratamentos para insônia, apneia do sono, síndrome das pernas inquietas, narcolepsia e sonambulismo também se enquadram nessa categoria, juntamente com inúmeros outros itens que ajudam as pessoas a ter uma noite de sono melhor.

É possível que você já tenha comprado alguns soníferos, já que mais de 50% dos adultos dizem ter tido crises de insônia em algum momento da vida. Se você tem apneia do sono ou suspeita ter, faça o teste. Tenho amigos que tiveram a vida transformada depois de adquirirem uma máquina de apneia; hoje esses aparelhos são fabricados com máscaras que quase não tocam o rosto. A privação do sono encurtará sua vida, porque é somente durante o estágio de sono profundo, todas as noites, que seu corpo se cura e se recupera. Pode-se aprender a conviver emocionalmente com o débito de sono e funcionar mesmo com a exaustão de cada dia, mas não se pode lidar fisicamente com isso por muito tempo. Sei disso por experiência própria! Você deve a si mesmo e à sua saúde pagar a dívida de sono e estabelecer novos hábitos para este inestimável terço da vida. Sou tão apaixonada por ajudar as pessoas a resolver os problemas para adormecer que criei uma mistura de óleos essenciais a fim de ajudá-las a acalmar o cérebro todas as noites.

Deus não quer que você sofra mais de privação e débito do sono, e este livro é dedicado a ajudá-lo a desvendar como dormir melhor, mais longa e tranquilamente. O sono é um momento sagrado porque,

---

[12] Elizabeth Segran, ph.D., "The $ 70 Billion Quest for a Good Night's Sleep", Fast Company, 30 de abril de 2019, https://www.fastcompany.com/90340280/the-70-billion-quest-for-a-good-nights-sleep.

lembre-se, é durante esse período que você pode desligar a mente e permitir que Deus fale ao seu espírito por meio de sonhos proféticos. Considere que hoje seu débito de sono poderia não ser apenas uma armadilha física capaz de causar doenças crônicas e/ou que a sua resistência ao sono não seja apenas um hábito desagradável a ser vencido. Poderia muito bem ser uma arma no arsenal do inimigo que ele usa para desviá-lo da direção em que está a voz de Deus — é aí que suas orações serão respondidas. Isso me leva ao nosso próximo tesouro, que espera por você em seu quarto dos sonhos.

Sonhos: o seu quarto é a sua sala de reunião com Deus

Vou contar um segredo. Não sei qual é a sua parte favorita no relacionamento com Deus, mas a minha é a forma como ele se comunica comigo, por meio dos sonhos. Resumindo, eu amo a voz de Deus. Adoro ouvir o Senhor e receber sua instrução enquanto estou descansando. Adoro ouvir a voz de Deus a qualquer hora do dia, mas definitivamente há algo mais especial que envolve o despertar — depois de um sonho — para uma revelação que transforma e reinicia o curso da vida. Ou pelo menos o curso do dia.

Não há como um impostor me ligar e me fazer acreditar que é meu marido. Da mesma forma, não há como confundir um *sonho comum* com a voz de meu Pai celestial. Conheço a sua voz e sei como ele se comunica comigo durante o sono, por meio de palavras e imagens. Como eu disse, é a parte mais preciosa do meu relacionamento com ele. Mas não fazia parte da minha caminhada com Deus até 1993, quando recebi o que as Escrituras chamam de "batismo no Espírito Santo". Naquela época, eu já desfrutava de um relacionamento pessoal vibrante com Jesus Cristo havia 17 anos. No entanto, não me lembro de nenhum sonho profético significativo, ou regular, até 1993, quando comecei a clamar por mais do Espírito Santo nos meus momentos de oração.

Tenho sido sensível à voz de Deus desde muito jovem. Mas, no fim da década de 1990, passei por uma "seca auditiva", na qual um fluxo de comunicação com Deus ("ouvir" sua voz) secou e outro começou a fluir ao meu redor e através de mim ("ver" sua voz por meio de sonhos e visões). E hoje, por quase três décadas, os sonhos proféticos tornaram-se uma parte tão grande da minha experiência cristã que surgiu uma bela cultura tanto na minha família quanto na igreja que fundamos em Nashville, a Eastgate Creative Christian Fellowship (Associação Cristã Criativa Eastgate). Antes de nossos seis filhos se mudarem e começarem a construir as próprias vidas, a conversa na mesa do café da manhã sempre continha as palavras: "Tive um sonho ontem à noite..." Partilhamos os sonhos uns com os outros em busca de interpretação, conselho e oração. Isso ainda acontece quase todos os dias, hoje, claro, por mensagens de texto ou ligações, ou quando algum deles pede uma interpretação da mamãe.

Como família, subscrevemos com entusiasmo as palavras de Jó 33:14-18:

> Pois a verdade é que Deus fala, ora de um modo, ora de outro, mesmo que o homem não o perceba. Em sonho ou em alguma visão durante a noite, quando o sono profundo cai sobre os homens e eles dormem em suas camas, ele pode falar aos ouvidos deles e aterrorizá-los com advertências para prevenir o homem das suas más ações e livrá-lo do orgulho, para preservar da cova a sua alma, e a sua vida da espada (NVI).

Isso não é apenas parte da nossa cultura familiar. Também faz parte da cultura da igreja em Eastgate, onde reservamos espaço durante o culto semanal de domingo para um tempo de "microfone aberto", no qual, quando nossa adoração está terminando, as pessoas possam compartilhar um sonho profético, uma visão ou uma palavra com a igreja. Primeiro eles precisam passar por mim na primeira fila para ter certeza de que é algo que edifique o Corpo de Cristo. Em caso afirmativo, eles o liberam publicamente com esse propósito.

Com a fé parecida com a das crianças e o pressentimento adquirido pelo modo com que Deus falou repetidamente com seus filhos em sonhos e visões na Bíblia, pode-se confiar que um novo sonho ou uma nova visão recebidos são como boa semente lançada em solo fértil. Então a revelação brota e dá origem à aplicação. Esse processo deve ser parte muito natural e espontânea no modo de comunicar-se com o Pai celestial. Eu sempre digo: *sendo seu filho, é direito de nascença ouvir a voz de Deus*. Lembre-se de João 10:27: "As minhas ovelhas ouvem a minha voz, e eu as conheço, e elas me seguem."

Do Capítulo 4 em diante, examinaremos como os sonhos proféticos podem ser uma arma poderosa em nossa vida. Como acabamos de ler no livro de Jó, durante um sonho e uma visão recebidos à noite, enquanto você está em sono profundo e adormecido em sua cama, Deus pode sussurrar em seu ouvido para avisá-lo ou detê-lo, desviando-o da direção que você seguia — salvando assim sua alma e às vezes sua própria vida. Quem em sã consciência recusaria tais informações a respeito de atividades, viagens ou negócios relacionados ao futuro? Ora, seria como recusar informações de inteligência no campo de batalha; você estaria agindo como um tolo!

> *"Eu durmo, mas meu coração está acordado;*
> *é a voz do meu amado!"*

Não ignore! Peça ao Espírito Santo para lembrá-lo todas as noites de que, nem que seja somente por um sólido sonho direcional profético vindo dele, vale a pena fazer a viagem pelo corredor até o quarto, em direção à sua cama todas as noites. Creio que nunca vimos alguém nas Escrituras implorar a Deus por um sonho, mas não acho que haja nada de errado em dedicar seu sono a ele enquanto você vai para a cama todas as noites e faz uma simples oração, em consonância com os Cânticos dos Cânticos de Salomão 5:2: "Eu durmo, mas meu coração está acordado; é a voz do meu amado!"

Este é o objetivo principal dos sonhos proféticos. Eles são um canal direto para a sabedoria dos céus. Eles não são um certificado de autoridade ou maturidade cristã e não é preciso um depósito sobrenatural de fé para dar-lhes valor. Basta ter a fé de uma criança para acreditar, receber o sonho profético e agir de acordo com ele, vindo diretamente para você ou através de outra pessoa.

A moral dessa história é que a fé sem obras é morta. Esteja, pois, pronto e ouça o direcionamento do Senhor para a sua vida. Preste atenção especialmente nos sonhos proféticos que terá, ou que outros terão para você — e, sem demora, deixe sua fé caminhar sobre eles.

Esses três tesouros que acabamos de identificar dentro do seu quarto — paz, sono e sonhos — são apenas o indício do que o espera no fim de cada dia de trabalho. Pense sempre nisso quando se encaminhar para o quarto e começar sua viagem noturna em direção à revelação e à restauração.

Consegue se lembrar, agora, dos próximos passos a partir daqui? Como eu disse no Capítulo 1, você só conclui cada capítulo depois de responder às questões. Esse é um passo essencial para revitalizar a qualidade do seu sono!

Mais uma vez, responda às seguintes questões. Quando chegar ao fim do livro, use essas respostas para o dia 2 do programa "Dez dias para uma vida de sono e sonhos mais profundos", no final do Capítulo 10.

Questões e oração

1. Quais são as três coisas que você pode mudar em seu quarto para trazer ordem e paz?

2. Cite um sonho passado que você acha que pode ter sido uma orientação profética de Deus. Se você não seguiu a orientação, diga por quê.

Ore em voz alta:

Ó Senhor, preciso que meu quarto seja um refúgio acolhedor. Por favor, ajude-me a organizá-lo para que eu possa ordenar a mente e que seja disciplinado ao tratar esse ambiente como o santuário que ele é. Abençoe meu sono todas as noites e que eu possa navegar por cada ciclo de sono com ritmo perfeito. Que eu consiga sonhar e me lembrar dos sonhos proféticos e da orientação que o Senhor quer me oferecer enquanto descanso. Amém.

3
OS MONSTROS EM SEU ARMÁRIO

Você se lembra de quando era criança e se deitava na cama, no quarto escuro, e imaginava monstros assustadores e outros seres escondidos no armário? Isso não apenas atrapalhava seu sono, mas também o fazia se questionar quanto tempo levaria até que aqueles monstros fossem embora, quando você finalmente iria superar o medo e adormecer. Eu não era muito medrosa quando menina, mas me lembro de ter essa experiência algumas vezes de forma muito vívida. Deve haver grande parte da população que compartilha desse medo, já que a Pixar capitalizou isso e produziu o filme *Monstros S.A.*, de 2001, que arrecadou quase seiscentos milhões de dólares nas bilheterias. Esse filme, vencedor do Oscar, apresentou-nos um mundo escondido de monstros que geravam energia assustando crianças, apesar de ser um filme de comédia. As crianças, supostamente, são tóxicas para os monstros, que não se podem deixar tocar por elas. Isso atrapalha o seu plano de dominar o mundo. Tudo começa a dar errado quando, certa noite, uma criança ("Boo") entra furtivamente na fábrica de monstros e dois monstrengos simpáticos tentam fazê-la voltar ao seu mundo antes do dia amanhecer.

Obviamente, como adultos, já superamos nosso medo dos monstros no armário. Ou não? Em algum momento da vida, todos nós acabamos virando uma noite acordados, preocupados por termos estragado as oportunidades do dia ou com medo das tragédias iminentes do amanhã. O ciclo vicioso de ansiedade/insônia não desaparecerá sozinho. Devemos ser proativos e combatê-lo com a mesma ênfase com que ele luta contra nós, seja uma vez por mês, uma vez por semana ou toda vez que deitamos a cabeça no travesseiro.

Na verdade, há entidades escondidas — não necessariamente em seu armário, mas em sua vida — e você sabe quem são. Se você é um filho de Deus, os seus inimigos são os inimigos dele, e qualquer inimigo dele está destinado à destruição. Eles esperam que você ceda ao medo. A razão pela qual atacam à noite é que eles sabem que esse é o momento em que você está vulnerável, sossegado e mais facilmente influenciável. Eles produzem energia assustando os seres humanos, como em *Monstros S.A.*

Então aí está você, todo aconchegado na cama, tentando dormir. Chegam os inimigos, se agitam, sussurram maquinações enganosas no seu ouvido. Mentiras sobre sua família, seu trabalho, sua igreja, sua saúde, seu futuro e até sobre sua autoestima. Você vai continuar sendo vítima deles ou vai tomar alguma atitude? Acredito que, se for corajoso o bastante para abrir a porta do armário e entrar direto na fábrica de monstros, descobrirá que não tem medo deles, mas, na verdade, eles é que têm medo de você! Sua fé é tóxica para eles.

Em todas essas décadas no ministério, notei três "monstros" comuns cuja intenção é intimidar as pessoas de fé, sempre se agitando e rosnando à medida que a noite se aproxima, tentando roubar nossa paz, nosso sono e, depois, nossos sonhos. Eles monitoram *pensamentos* e alguns deles são espíritos bem familiares. Todos querem que você vista as roupas do medo, da preocupação e de coisas igualmente perturbadoras e devastadoras. Quero ajudá-lo a limpar seu armário e lidar com cada um desses monstros para que possa começar a ter uma noite de sono mais tranquila e recuperar a paz. Está pronto?

Monitorando espíritos: demônios que acompanham sua atividade

Sabia que há um inimigo à sua espreita durante toda a vida? Ele é Satanás, o diabo, conhecido no céu como Lúcifer. Talvez você tenha até duvidado da existência dele no passado, mas, se olhar ao seu redor, verá que o mundo está se tornando o playground do diabo. A Bíblia nos diz que, há muito tempo, Satanás se rebelou contra Deus e foi forçado a deixar o céu. Ele levou um terço dos anjos de Deus consigo. Esses seres, outrora angelicais, se tornaram entidades demoníacas que ainda hoje operam na terra.

Sabia que há um inimigo à sua espreita durante toda a vida?

A boa notícia é que os demônios não se casaram e nem procriaram, de modo que não se tornaram numerosos na terra. Nossos ajudantes angelicais ainda os superam em proporção de dois para um. Mas isso não significa que essas entidades não estejam trabalhando. Elas têm muitas atribuições dadas por seu líder diabólico e podem ter você como alvo a qualquer momento. Quem é uma pessoa de fé sincera, que está constantemente crescendo à imagem de Cristo e fazendo o Reino de Deus se fortalecer na terra, provavelmente estará na lista de alvos desses anjos caídos todos os dias. E não é porque você não os sente por perto que eles não existem.

Na verdade, se você crê em Jesus com sinceridade e não está enfrentando uma guerra espiritual constante, só posso atribuir isso ao fato de que está espiritualmente protegido pela liderança pastoral correta e/ou que trabalha seriamente para não deixar brecha ou porta por onde o inimigo possa entrar. Na verdade, você acabou se tornando invisível para o inimigo. No entanto, ele vai continuar trabalhando para tentar reabrir cada porta e correr atrás de cada convite que lhe seja feito — e às vezes irá até onde não foi convidado!

O inimigo é inteligente. Ele anda por aí há muito tempo e tem esses agentes secretos vigiando e monitorando você o tempo todo. Essa é uma das razões pelas quais amo tanto o salmo 91 e o reivindico para minha vida. Ele começa dizendo:

> Aquele que habita no *abrigo* do Altíssimo
> e descansa à sombra do Todo-poderoso
> pode dizer ao Senhor:
> Tu és o meu refúgio e a minha fortaleza,
> o meu Deus, em quem confio.
> Ele o livrará do laço do caçador e do veneno mortal.
> Ele o cobrirá com as suas penas,
> e sob as suas asas você encontrará refúgio;
> a fidelidade dele será o seu escudo protetor.
> Você não temerá o pavor da noite,
> nem a flecha que voa de dia.
> (Salmo 91:1-5, NVI, itálico da autora)

Embora eu ame a ideia de morar em lugar secreto que me torne invisível ao inimigo, a verdade é que sou humana e muitas vezes faço coisas que me afastam do refúgio de Deus. Assumir o problema para mim, nutrir rancor, me convencer de que estou dispensada de amar o que não é amável em qualquer dia etc. E, antes que eu perceba, não sou mais invisível *nem* invencível.

Quanto mais velha fico, mais apaixonada me sinto pelo arrependimento rápido, porque isso restaura a comunhão com Deus e me leva de volta àquele lugar secreto onde sou inacessível ao inimigo. Cuidado, porque quando você está vulnerável ao inimigo — e Deus já garantiu o futuro no céu por meio do dom gratuito da vida eterna — sua vida na terra pode ficar muito caótica. O inimigo estuda suas fragilidades e é um investidor paciente. Na verdade, você pode até enxergar um padrão no modo como ele tenta atacá-lo repetidamente, sempre usando as mesmas armas. Essas são lutas com as quais você está tão familiarizado que dificilmente consegue se lembrar da vida sem ter que combatê-las. Deixe-me fazer estas 12 perguntas:

1. Parece estar sempre faltando algo em suas finanças?
2. Você costuma se machucar ou sofrer acidentes? Fica doente muitas vezes?
3. Luta contra uma doença crônica com poucos resultados?

4. Sente um caos e uma luta incomum em seus relacionamentos?
5. Acredita que seu casamento (ou outro relacionamento) está perdido?
6. Já pensou que pode ser muito azarado ou estar sob uma maldição?
7. Será que a prosperidade parece iludi-lo?
8. Você tem um histórico de divórcio ou separação?
9. Parece que suas promoções estão sempre sendo sabotadas?
10. Já duvidou que Deus o ama?
11. Já se perguntou se Deus existe?
12. Percebe que histórias se repetem em sua família, com as mesmas lutas, de geração em geração?

Se até hoje você não sabia o que era guerra espiritual, agora já sabe. E esses são alguns dos muitos sinais de que um espírito familiar pode estar trabalhando em sua vida. O que é um espírito familiar? Vamos examiná-los de perto e responder a essa pergunta no próximo capítulo, porque eles são reais. Identificar em que ponto os espíritos familiares estão trabalhando em sua vida o ajudará a pôr fim à guerra espiritual desnecessária e repetitiva.

Mas antes de fazermos isso, quero dar um exemplo bíblico de uma força espiritual que monitorava alguém. Acredito que esses espíritos monitores são alguns dos "monstros em seu armário". O Capítulo 16 dos Atos dos Apóstolos conta a história de Paulo e Silas, e de outros crentes que estavam sendo seguidos por um espírito. Acredito que esse espírito estivesse monitorando seus movimentos e relatando ao inimigo as coisas que faziam, com a intenção de prejudicar-lhes o ministério. Denominamos esse tipo de espírito como espírito monitor.

Certo dia, indo para o lugar de oração, encontramos uma escrava que tinha um espírito pelo qual predizia o futuro. Ela ganhava muito dinheiro para os seus senhores com adivinhações.
Essa moça seguia a Paulo e a nós, gritando: "Estes homens são servos do Deus Altíssimo e lhes anunciam o caminho da salvação."

Ela continuou fazendo isso por muitos dias. Finalmente, Paulo ficou indignado, voltou-se e disse ao espírito: "Em nome de Jesus Cristo eu lhe ordeno que saia dela!" No mesmo instante o espírito a deixou (Atos 16:16-18).

A Bíblia diz que a moça tinha um espírito de adivinhação, disfarce que o inimigo usa para falsificar o dom profético. Acredito que ela estivesse monitorando Paulo a fim de coletar informações para seus patrões e não para si mesma. Me parece que estava repassando a informação que usariam para conspirar contra Paulo e os outros. Isso é exatamente o que os espíritos "monitores" fazem. Eles observam seus trajetos, comportamentos e hábitos e reportam tudo ao diabo, que já tem um plano elaborado para destruir sua família, sua carreira, sua felicidade e seu futuro.

Tenho certeza de que os senhores dessa escrava com espírito de adivinhação ficaram furiosos quando Paulo expulsou o espírito dela. Ela não seria mais escrava. Teve que encontrar um novo emprego e começar uma vida totalmente nova. Mas estava livre!

Tenho certeza de que o inimigo vai ficar muito irado quando você dispensar os espíritos que estão seguindo seus passos todos os dias querendo roubar o futuro que você está construindo, sua saúde e a orientação divina trazida pelas noites de sono tranquilas. Mas a liberdade o espera!

Espíritos familiares: espíritos monitores vitalícios

Permita-me dizer-lhe o seguinte: todos os espíritos familiares são espíritos monitores, mas nem todos os espíritos monitores são espíritos familiares.

Espíritos monitores são designados para observar suas ações, saber como você funciona, quais são seus pontos fracos, distraí-lo e levá-lo a desistir ou desviá-lo antes que você perceba as respostas às suas orações.

O espírito familiar faz a mesma coisa, mas tenta se apegar à linhagem familiar para destruir as gerações.

Décadas atrás, o profeta Bob Griffith visitou a igreja que eu assistia na época e apresentou o tema dos espíritos familiares. Ele disse: "Basta olhar para essa palavra... *familiar*. É o *mentiroso da família!*" O objetivo final de um espírito familiar é desviar você completamente do chamado de Deus para sua vida, e fazer o mesmo na vida de seus filhos e netos.

Eu amo como os Missionários da Oração — uma rede interdenominacional de cristãos comprometidos com a oração — resumem tudo em uma página informativa na internet sobre a oração contra esses tipos de espírito:

> O inimigo o está estudando desde que você nasceu e os espíritos familiares e monitores estão sempre prontos para verificar o status de sua vida e garantir que você nunca cumpra o propósito e o plano que Deus tem para você. Nenhum desses espíritos pode realmente ler sua mente, pois Deus é o único Onisciente, então eles só podem obter informações observando ou ouvindo o que você faz e diz, ou por meio de outras pessoas ao seu redor.[13]

A página deles continua dizendo que se você continuar experimentando o mesmo problema, ou o mesmo ciclo de problemas, quase como um déjà-vu, é bem possível que um espírito monitor o esteja observando e interferindo em sua vida. Um espírito que esteja próximo de sua linhagem familiar, por exemplo, pode ser fundamental para garantir que sua vida seja definida pelas mesmas lutas que seu pai e que o pai de seu pai, e assim por diante... Isso é chamado de maldição geracional. Mas você pode quebrar tudo isso! Assim como Paulo expulsou o espírito monitor que estava interferindo em sua vida por meio daquela jovem adivinhadora, você também pode acabar com esse tipo de atividade do inimigo. De fato, diz a página dos Missionários da Oração, "você deve acabar com isso se planeja cumprir seu propósito e interromper um ciclo em sua vida".[14]

---

[13] "Prayer against a Familiar Spirit and Monitoring Spirits", Missionários da Oração, 11 de abril de 2015, https://www.missionariesofprayer.org/2015/04/prayer-against-a-familiar-spirit-and-monitoring-spirits.

[14] Ibid.

> *O objetivo final de um espírito familiar é desviar você completamente do chamado de Deus para sua vida, e fazer o mesmo na vida de seus filhos e netos.*

Agora deixe-me oferecer-lhe minha definição prática de espírito familiar que apresentei em um sermão pregado na Eastgate:

> Um *espírito familiar* é um espírito monitor de origem demoníaca, designado para você, sua família, seu grupo ou comunidade. O trabalho dele é conhecer, atrair, atacar e depois confortar você... E então atraí-lo, atacá-lo e confortá-lo novamente. Tudo para aprisioná-lo em um ciclo vicioso a fim de roubar, matar e destruir sua vida. Você é o único que tem capacidade de abrir a porta e permitir que esse espírito familiar o *ministre* dessa maneira. Entretanto, é você também o único que tem a possibilidade de fechar a porta, por meio da oração e do arrependimento. Nunca é tarde para livrar-se de um espírito familiar.

Agora vou apresentar nove exemplos do que a Bíblia chama de "espíritos familiares" (todos retirados da Versão King James Atualizada).

A primeira menção a esses espíritos é encontrada em Levítico 19:31, na qual Deus adverte seu povo a não consultar médiuns ou adivinhos: "Não vos voltareis para os que consultam os espíritos dos mortos nem para os que adivinham o futuro, porquanto eles vos contaminariam. Eu Sou Yahweh, vosso Deus."

O segundo exemplo está em Levítico 20:6, onde vemos a oposição de Deus ao envolvimento de seus filhos com pessoas que se comunicam com espíritos malignos ou familiares: "Aquele que recorrer aos necromantes e aos adivinhos para se prostituir com eles, voltar-me-ei contra esse homem e o eliminarei do meio do meu povo."

Novamente, no versículo 27, diz: "O homem ou a mulher que, entre vós, invocar os espíritos dos mortos, for médium, adivinho ou se envolver com obras de feitiçaria, será sumariamente condenado à pena de morte por apedrejamento; e seu sangue cairá sobre ele."

Deuteronômio 18:10-11 contém uma terceira menção a espíritos familiares, afirmando: "Que entre o teu povo não se encontre alguém que passe pelo fogo seu filho ou filha, nem que faça presságio, oráculo, adivinhação ou qualquer tipo de magia, ou que pratique encantamentos; nem que seja médium, consulte os espíritos ou invoque os mortos." O quarto exemplo é 2Reis 21:6, no qual o reino do rei Manassés foi descrito como mal: "E queimou o seu próprio filho como holocausto e sacrifício às divindades que cultuava; praticou adivinhações pelas nuvens, dedicou-se à feitiçaria e recorreu a médiuns e a todo aquele que dizia consultar espíritos. Assim, fez tudo quanto Deus reprova e, por isso, provocou a ira do Senhor."

Como quinto exemplo, os mesmos detalhes sobre esses espíritos são mencionados novamente em 2Crônicas 33:6. Consultar espíritos malignos foi equiparado à feitiçaria e ao sacrifício de crianças. Durante o reinado de Josias, ele se libertou de tais práticas malignas.

Como sexto exemplo, 2Reis 23:24 esboça as suas reformas abrangentes que incluíam a eliminação daqueles que se associaram aos espíritos familiares:

> Além de tudo, o rei Josias exterminou todos os médiuns, pessoas que se dedicavam a consultar espíritos desencarnados, os ídolos da família, e tantos outros ídolos, cultos e expressões místicas pagãs que campeavam em Judá e em Jerusalém naquela época. E o rei agiu dessa maneira e com esse rigor em cumprimento às exigências da Torá, a Lei, escritas no Livro que o sacerdote Hilquias havia descoberto na Casa de *Yahweh*, o templo do Senhor.

Os exemplos sete e oito são duas menções aos espíritos familiares no livro de Isaías. Isaías 8:19 diz: "Quando vos disserem: 'Ide consultar algum médium que fale com os espíritos, adivinho ou alguém que saiba murmurar encantamentos', porventura o povo não deve recorrer aos seus deuses e aos mortos em favor dos vivos?" Deus chamou seu povo para consultá-lo e não a outros espíritos. Então Isaías 19:3 acrescenta: "O espírito dos egípcios será aniquilado no seu íntimo, confundirei o seu conselho e reduzirei seus planos a nada. Em desespero sairão em busca dos seus deuses vãos; consultarão seus ídolos, necromantes, médiuns, adivinhos e até ilusionistas." Deus não se eximiu pelos julgamentos que viriam sobre aqueles que se comunicassem com espíritos familiares.

É bem fácil ver aqui que o termo *espíritos familiares* é usado em conexão com alguém que utiliza ou consulta espíritos malignos. Em cada um desses casos, o objetivo do espírito familiar era derrubar uma nação inteira. Você pode dizer: "Mas eu não consulto espíritos malignos! Não sou uma bruxa, nem pratico adivinhação!" Mas e se você estiver consultando espíritos familiares e não souber? Leia novamente a primeira parte da minha definição de espírito familiar:

> Um *espírito familiar* é um espírito monitor de origem demoníaca, designado para você, sua família, seu grupo ou comunidade. O trabalho dele é conhecer, atrair, atacar e depois confortar você... E então atraí-lo, atacá-lo e confortá-lo novamente. Tudo para aprisioná-lo em um ciclo vicioso a fim de roubar, matar e destruir sua vida.

Você já se viu no centro de um ciclo vicioso? É tentado, por vezes, a ceder a um determinado comportamento, atitude ou atividade e, depois de fazê-lo, sente-se tão culpado que permite ao espírito familiar que o acompanha ficar a seu lado, trazendo-lhe uma sensação de conforto? Esse é o modo típico de ação dos espíritos familiares. Eles sabem o que está lhe fazendo falta. Sabem para quem você está perdendo. Sabem o que você gosta de comer, beber, assistir e ouvir, e tentarão acessá-lo por meio desses hábitos previsíveis.

Agora, há grandes chances de que você saiba quais são os espíritos familiares em sua vida. E, se você ainda não souber, ao buscar a Deus, ele lhe mostrará. Mas se você sabe quais são e consegue até identificar como e onde os tem tolerado em sua vida, então vou ousar perguntar, como qualquer bom amigo faria: *Se você sabe quem eles são e sabe que não pertencem a Deus, então por que continua a consultá-los, entretê-los, ouvi-los e obedecer a eles?* Há uma vida melhor — uma vida livre de todos os espíritos familiares, comportamentos e atitudes profanas que nos separam do Espírito Santo.

Pode ser que em algum momento da história recente da sua vida você tenha se afastado de Deus. Ele nos criou com uma grande necessidade de consolo. Na verdade, um dos nomes para o Espírito Santo é Consolador. Quanto mais nos afastamos do Espírito Santo — o que acontece quando permitimos que práticas profanas entrem em nossas vidas — mais longe ficamos da voz de Deus. Não sentimos mais o calor dele reconfortante em nosso rosto. E, a menos que possamos nos convencer rapidamente de que o nosso pecado e falta de paz estejam conectados ao afastamento de Deus, logo começaremos a recorrer às falsificações para encontrar conforto. Acredite em mim, um desses espíritos monitores que está familiarizado com seus movimentos — e até mesmo exerce influência sobre eles — estará ali esperando com a cesta cheia de falsificações para você escolher. Mas neste capítulo (e particularmente na próxima seção), você poderá aprender quais são os espíritos familiares em sua vida e em sua família à medida que falarmos mais sobre eles.

Ao longo de todas as minhas décadas de ministério, tenho notado que a maioria das pessoas está consultando pelo menos seis espíritos familiares. Uma vez que se conscientizem sobre esses espíritos e recebam a libertação, nunca mais serão vítimas de sua companhia ou influência. Porém, antes de lhe apresentar os 12 principais espíritos familiares que encontrei nos meus muitos anos de ministério pastoral, vamos dar uma olhada em mais um exemplo das Escrituras. Você estava contando? Eu só dei oito exemplos, mas lhe prometi nove. Este último exemplo menciona um espírito familiar cinco vezes. Você provavelmente já leu essa história antes, só espero que nas próximas páginas também esteja pronto a lê-la com novos olhos e que, assim, obtenha uma revelação que o capacitará a superar os espíritos familiares que estamos descrevendo.

Samuel já havia morrido há algum tempo, e todos os israelitas tinham pranteado muito a morte dele e o haviam sepultado em Ramá, sua cidade natal. Saul havia executado e expulsado de Israel todos os médiuns e aqueles que consultavam espíritos. Entrementes, os filisteus se juntaram e foram acampar em Suném, enquanto Saul reunia todos os israelitas e erguia seu acampamento em Gilboa. Assim que Saul observou o acampamento filisteu, sentiu profundo pavor, e temeu muito por sua vida e futuro. Buscou depressa consultar o SENHOR, mas este não lhe deu uma só palavra, nem por meio de sonhos, nem por Urim, nem mesmo diante dos profetas.

Desesperado, Saul ordenou aos seus serviçais: "Procurai uma mulher que seja médium a fim de que eu lhe fale da minha aflição e a consulte!" E, prontamente, os servos lhe informaram: "Há uma necromante em En-Dor."

Então, Saul se disfarçou, vestindo roupas diferentes. E, ao cair da noite, foi com dois dos seus servos falar com a tal vidente. E lhe disse: "Rogo-te que me reveles o futuro, invocando para mim quem eu lhe nomear!" A mulher, porém, lhe replicou: "Tu bem sabes o que fez Saul, como exterminou da terra os médiuns e adivinhos. Por que armas uma cilada para que eu seja morta?" Então Saul jurou-lhe por Yahweh, o nome do SENHOR, declarando: "Tão certo como Yahweh vive, nenhum mal te sucederá por causa desta tua atitude para comigo!" Questionou-lhe a mulher: "Pois bem, a quem desejas que eu faça subir?" E ele rogou-lhe: "Faz-me subir Samuel!" Assim que a mulher viu Samuel, exclamou em alta voz e indagou a Saul: "Por que me enganaste? Tu és Saul!" Em seguida o rei a acalmou, afirmando: "Não temas! Revela-me o que estás vendo?" Então a mulher explicou-lhe: "Observo elohim, um ser divino, que sobe da terra!" Então Saul quis saber mais e lhe indagou: "Qual a aparência dele?" Ao que a mulher prontamente replicou: "É como um homem idoso, vestindo um manto, e está subindo." Então Saul deduziu que era Samuel: ajoelhou-se e prostrou-se com o rosto no chão.

Samuel disse a Saul: "Por que me perturbaste, fazendo-me subir? Saul explicou-lhe: "Estou profundamente angustiado, porquanto os filisteus pelejam contra mim, e Deus se afastou da minha pessoa e não me responde mais, nem por meio dos profetas nem por sonhos; por esse motivo te chamei, para que me orientes no que devo fazer." Então Samuel disse: "Por que me indagas sobre isso, se o SENHOR se afastou de ti e se tornou teu inimigo? O SENHOR te fez como havia revelado por meu intermédio; pois o SENHOR rasgou o reino da tua mão e o entregou a Davi, o teu próximo. O SENHOR te fez isso hoje, pois não obedeceste à sua Palavra e não executaste as suas ordens de juízo e grande ira sobre os amalequitas. E, portanto, o SENHOR entregará a ti e todo o povo de Israel nas mãos dos filisteus, e amanhã tu e teus filhos estareis comigo, e o SENHOR entregará todo o exército de Israel ao domínio dos filisteus!"
Naquele mesmo instante Saul caiu estendido no chão, tomado de incontrolável pavor por causa das palavras de Samuel.
(1Samuel 28:3-20)

No desespero para proteger o povo de Deus, o rei Saul procurou um médium, pedindo que invocasse o espírito de Samuel para ajudá-lo no período difícil por que passava Israel. O resultado foi um julgamento que logo tirou a vida de Saul e de seus filhos. Observe que, em vez de um espírito familiar, quem aparece para Saul, na verdade, é o profeta Samuel. A médium normalmente consultava um espírito familiar, por isso a aparição de Samuel pareceu pegá-la de surpresa. Saul pensou que estava tudo bem, até que Deus o rejeitou pelo que ele havia feito. A diretriz de Deus era clara — não consultar médiuns e afins (veja Levítico 19:31).

Isso é importante, porque há muitas pessoas que oram para seus parentes mortos e conversam regularmente com eles. Se o céu é um lugar de constante louvor e adoração a Deus, em que não há doença ou dor — o que realmente é —, por que seus familiares mortos voltariam para visitá-lo na terra? Não há evidência nas Escrituras de que os cristãos que já voltaram para o Senhor retornem para falar com seus familiares. Talvez as pessoas que falam com os parentes já falecidos não estejam realmente falando com eles, mas com demônios. Deus pode permitir que você tenha sonhos com parentes que faleceram, mas isso não significa que deva ver aparições deles em sua casa. Isso pode ser um espírito familiar procurando fazer amizade com você.

Muitos cristãos não acreditam que o reino psíquico exista, mas posso garantir que existe. Essa história bíblica do rei Saul e da médium que invocou o profeta Samuel é a prova! Muitos médiuns *podem* prever o futuro e se associar e consultar espíritos familiares. Esses médiuns que são vistos na televisão, que transmitem mensagens enviadas por parentes mortos aos membros da audiência, são um excelente exemplo. Os destinatários desses contatos choram ao ouvir uma mensagem supostamente enviada por "um ente querido que está do outro lado". Os detalhes são muitas vezes tão precisos que deixam os ouvintes de queixo caído! Como o médium conseguiu obter informações tão precisas e reconfortantes?

É bem simples. Esse médium está consultando um espírito monitor que estava presente enquanto a pessoa falecida estava viva aqui na terra. O espírito foi testemunha ocular da vida dessa pessoa e pode dar informações factuais sobre ela. Mas todo mundo obtém poder de algum lugar; e o poder que os médiuns estão invocando aqui é diabólico e perigoso. No fim da vida terrena desses médiuns, milhares de espíritos malignos lutarão pela posse de sua alma. No fim da minha vida, haverá apenas um Espírito presente para reivindicar a posse de minha alma: o Espírito Santo. Oro para que o mesmo possa ser dito a seu respeito, meu amigo.

Se você nunca ouviu o testemunho de alguém que conviveu e consultou espíritos malignos, quero dar-lhe a oportunidade de fazê-lo agora. Referi-me anteriormente a um sermão que preguei na Eastgate, igreja que Chris e eu fundamos em Nashville. Eu o convido a ouvi-lo. Nele, há o testemunho de um ex-médium/feiticeiro e os encontros que ele teve com espíritos facilmente invocáveis. Assista ao vídeo do sermão "Stuck" [Preso] em https://youtube/6l8z1kUmb9E. (O trecho em que está localizado o testemunho começa no tempo 55:33.) É a primeira parte da nossa série de vídeos chamada "Unstuck" [Liberto] que pregamos em outubro e novembro de 2020. No vídeo de 1.º de novembro, Chris faz um ótimo trabalho ao definir com ainda mais precisão os espíritos familiares. Ele se baseia em Tiago 1:6-8, que diz que quem pedir sabedoria a Deus, a receberá. "Todavia, peça-a com fé, sem qualquer sombra de dúvida, pois quem crê com reservas é semelhante à onda do mar, agitada e levada pelos ventos. Não imagine tal pessoa que assim receberá coisa alguma do Senhor, pois é vacilante e inconstante em todos os seus caminhos."

No fim da minha vida, haverá apenas um Espírito presente para reivindicar a posse de minha alma: o Espírito Santo. Oro para que o mesmo possa ser dito a seu respeito, meu amigo.

Chris explica que a palavra "vacilante", em inglês "*double-minded*", cuja tradução literal seria *mente duplicada*, refere-se, na verdade, à palavra grega *dipsychos*. Além de suas definições mais tradicionais, essa palavra também significa "dois espíritos" ou "espírito duplicado".[15] Essa é a imagem perfeita da guerra interna vivida por um indivíduo que quer ser guiado pelo Espírito Santo, mas é impedido por um espírito familiar. Se você tem se sentido incapaz de progredir — como se estivesse preso física, emocional ou espiritualmente — é sinal de que pode haver outro espírito, além do Espírito Santo, tentando guiar sua vida. A seguir, vamos dar uma olhada nessa possibilidade.

Um guarda-roupa perfeito: limpando o armário

Até agora descrevi os monstros em seu armário como espíritos e forças diabólicas. Monstros mesmo! Quem gostaria de dormir no quarto

---

[15] Blue Letter Bible Lexicon, "dipsychos" (Strong's G1374), https://www.blueletterbible.org/lexicon/g1374/kjv/tr/0-1/.

com um armário cheio de espíritos? Mas e se eu lhe dissesse que esses espíritos se parecem menos com gremlins, goblins ou com o Gollum de *O Hobbit* e *O Senhor dos Anéis*, livros de J.R.R. Tolkien, e mais com as atitudes e comportamentos que você adota no dia a dia? Assim como você se levanta todos os dias e vai até o armário cheio de roupas para decidir o que vestir, todos os dias também se depara com oportunidades que o fazem escolher qual atitude, reação ou expressão adotará. O que é mais provável que você faça quando se depara com uma situação adversa em casa? Você (a) rapidamente veste a jaqueta da raiva e desconta sua frustração nas pessoas, ou (b) pega o suéter quente e felpudo do amor e o coloca nos ombros de seu adversário, para aquecer a frieza de seu olhar e seu coração gelado?

Ouso dizer que todos nós temos uma jaqueta da raiva que usamos mais do que deveríamos. Preferimos remendar seus cotovelos e ignorar que está cheia de manchas horríveis do que pegar o suéter do amor, menos usado e mais bonito. Por quê? Porque a jaqueta da raiva é mais familiar. Ambos vão nos aquecer, mas conseguimos vestir a jaqueta da raiva com mais agilidade. Ela tem um zíper que fecha num segundo, enquanto aquele suéter do amor tem no mínimo uns dez botões. Vestir esse suéter parece muito mais difícil, leva mais tempo e exige mais disposição, então você prefere sacar do cabide a jaqueta da raiva e usá-la pelo resto do dia. Isso é equivalente ao que se pode sentir quando se começa, ou se entra de cabeça, no mundo das consultas aos espíritos familiares.

Você se lembra da garotinha, Boo, que perturbou toda a fábrica de monstros quando entrou acidentalmente na empresa Monstros S.A.? Bem, vou pedir que você entre em seu armário emocional agora — a fábrica de monstros de todos os seus sentimentos e reações — e dê uma olhada em seu "guarda-roupa psicológico", especialmente nos itens mais familiares que já demonstram estar mais desgastados. Essas são roupas que a família e os amigos mais próximos costumam usar. É assim que você escolhe "cuidar" de sua alma, desnudando-a diante de Deus, mas neste caso, CARE, que significa "cuidar" em inglês, é um acrônimo para seus **C**omportamentos, **A**titudes, **R**eações e **E**xpressões.

Como já disse, acho que, se não houver uma vigília constante, a maioria das pessoas estará em contato permanente com ao menos meia dúzia de espíritos familiares. Esses espíritos estão tão próximos quanto seus pensamentos e as conversas que ocupam sua mente, e esperam influenciar cada movimento seu. Aqui estão 12 desses espíritos (ou grupos de espíritos) que tenho observado com mais frequência em décadas de ministério. Satanás usa tudo isso para manipular o povo de Deus e mantê-lo fora de sua vontade. Veja se algum habita seu armário de monstros:

1. Medo (pergunta: "E se eu errar ou for humilhado?")
2. Rejeição, Abandono (diz: "Ninguém me ama.")
3. Raiva, Ódio, Amargura (diz: "Eu não suporto você./Estou de saco cheio.")
4. Ansiedade, Preocupação (pergunta: "E se...?")
5. Dúvida, Incredulidade (diz: "Nada de bom acontece comigo. Não deve ser vontade de Deus.")
6. Solidão, Isolamento, Suicídio (diz: "Só tenho a mim mesmo e preferia estar morto.")
7. Insegurança, Baixa Autoestima ou Baixo Amor-próprio (diz: "Não mereço nada melhor.")
8. Orgulho (diz: "Sei que estou certo e você está errado.")
9. Passividade, Apatia Espiritual (diz: "Já tenho tudo de que preciso do Espírito Santo.")
10. Luxúria, Perversão (diz: "Não posso parar até ter o que quero, mesmo que seja errado.")
11. Falta de perdão (diz: "Eu nunca vou perdoá-los. Mereço guardar esse rancor.")
12. Compromisso Profano (diz: "Vai ser só uma vez, uma pequena imprudência; não afetará minha fé.")

Tudo isso compõe o guarda-roupa e o vocabulário do mundo, não é? Nada disso deve fazer parte do vocabulário de um filho de Deus.

Não se engane: são pecados. Compará-los com roupas ajuda você a começar a perceber quanto pode estar escolhendo essas peças no seu guarda-roupa espiritual ou emocional. Principalmente ajuda a começar a escolher um Espírito diferente para se vestir, o Espírito Santo, seu Ajudador.

Se algum dos pecados mencionados for recorrente em seu comportamento, atitudes, reações ou expressões, hoje é o dia de começar a limpar esse armário. Eu gostaria de conduzir uma oração para ajudá-lo a conquistar isso.

Mas, antes, aqui estão quatro passos que você precisa seguir antes de orarmos. Eles substituem as duas questões ao fim dos capítulos:

1. Em uma folha de papel, liste quaisquer pensamentos negativos ou emoções que você tem constantemente. Esses são seus espíritos familiares. Os espíritos familiares geram sentimentos que, uma vez estabelecidos, acabam ocorrendo de modo contínuo nas famílias. Quanto mais você permitir que eles falem com e através de você, mais ocuparão sua vida e seu legado. Os espíritos familiares são, ao mesmo tempo, exigentes e reconfortantes. Se você continuar a tolerá-los, tentarão impedi-lo de perceber o que Deus chama de pecado. Você nunca se sentirá em íntima comunhão com Deus.

2. Questione-se sobre a opinião que tem de si mesmo, se isso fizer sentido. Provérbios 23:7 (KJA) diz: "Pois como ele [na verdade, qualquer um] pensa em seu coração, assim ele é." Lucas 6:45 (KJA) fala sobre o que sai do coração de uma pessoa: "Uma pessoa boa produz do bom tesouro do seu coração o bem, assim como a pessoa má, produz toda a sorte de coisas ruins a partir do mal que está em seu íntimo, pois a boca fala do que está repleto o coração."

Portanto, reserve um tempo e tente identificar tudo de bom e ruim que você e os outros veem em seu coração e que forjam a sua identidade.

3. Tente observar se você está lutando contra um espírito monitor que quer arruinar seu dia ou um espírito familiar que tenta destruir sua

família. Pense no padrão que esses espíritos usam para atacá-lo, tente perceber sua previsibilidade no combate espiritual. Talvez você sinta solidão e seja acometido por pensamentos suicidas todas as noites. Talvez tenha conflitos familiares pouco antes de cada reunião de Natal. Esses espíritos desejam criar problemas em sua vida. Eles conhecem os infortúnios e as maldições geracionais que atormentam sua família e seu objetivo é criar ciclos e períodos de desordem em suas finanças, negócios, em seu corpo e em seu futuro. Se você conseguir perceber que a guerra espiritual costuma se manifestar em uma determinada época do ano ou hora do dia, faça uma lista e seja proativo na oração antes que ela tenha a chance de pegá-lo desprevenido uma próxima vez.

4. Reveja a lista que você fez no passo 1 (que identifica quaisquer espíritos familiares em sua vida) e tente se lembrar de quando eles começaram a falar com você (quando essas emoções e reações começaram a se manifestar). Talvez tenha sido depois de algum trauma em sua vida, físico, emocional ou espiritual; ou talvez depois que abriu uma porta e caminhou voluntariamente para fora da vontade de Deus e em direção ao pecado. Tente, se puder, conectar memórias. Veja se consegue encontrar a origem do ponto de entrada de cada espírito familiar (emoções e atividades familiares insalubres). Agora que você conseguiu identificar os espíritos familiares usando a nossa lista com os 12 espíritos, ou até outros que talvez não tenhamos mencionado — agora que você conseguiu identificar seus pontos de entrada, seus ciclos ou estações —, vou conduzi-lo a uma oração de libertação. É muito importante que faça a oração antes que transcorra outra noite, então também a incluirei aqui. Mais uma vez, peço que assistam ao sermão que preguei, "Stuck", e está disponível neste link: https://youtu.be/6l8z1kUmb9E. Assim que terminei de ler a lista de 12 dos espíritos mais familiares durante o sermão, levantei os olhos das minhas anotações e dei uma olhada duas vezes — o que você pode ver no vídeo, em 2:14:49 — porque cerca de 80% da igreja já estava no altar (ou se espalhava pelos corredores). Eles vinham para o momento de libertação, para trocar os espíritos familiares

pelo Espírito Santo. Estavam se apresentando para uma troca divina. Convido você agora a fazer a mesma coisa. Você pode fazer a oração junto comigo, no vídeo do sermão, ao final da mensagem, mas vamos começar aqui (é um pouco diferente). No Capítulo 4 vamos investigar melhor o poder da oração.

Você precisará orar em voz alta para combater os ataques espirituais contra sua vida. O reino demoníaco deve ouvir a autoridade em sua voz. Os espíritos familiares devem saber que você está falando sério quando expulsa os monstros emocionais que lhe causam tanto dano espiritual e até físico.

Ore assim, em voz alta:

Querido Deus, eu não quero ter "dois espíritos". Quero ser guiado apenas por um Espírito, seu Espírito Santo. Agora mesmo, enquanto penso em minha vida, minhas ações e minhas escolhas, sei que preciso do seu perdão. Sinto muito pela forma como dei à outra força o direito de influenciar minhas ações e palavras. Recebo teu perdão e ofereço perdão às pessoas que me influenciaram a me comportar dessa maneira. Oro para que elas encontrem contigo o relacionamento de que precisam para vencer a negatividade e o pecado. Usa-me para ajudá-las. Envia também influências positivas para a minha vida, a partir das pessoas que estão cheias do teu Espírito Santo.

Eu fecho todas as portas que abri para o espírito familiar de _____. Peço agora mesmo para receber a graça de resistir a ele caso venha a se abater novamente sobre mim. Espírito familiar, você está dispensado. Fogo de Deus, consuma meus inimigos. Eu amarro e restrinjo qualquer espírito familiar da minha vida, não importando se foi convidado ou não. Em nome de Jesus, declaro que, a partir de hoje, ouço apenas a voz do Espírito Santo. Permitirei que somente ele guie meus passos. Decreto liberdade sobre mim mesmo e exijo o fim das repetidas guerras espirituais e tempos de luta em minha vida. Cancelo os planos do inimigo, que ele elaborou para minha destruição. Aleluia!

Peço a Deus que envie anjos guerreiros ao redor de minha casa a fim de protegê-la e para dentro de minha casa, onde pregarão para mim agora. Hoje é um novo dia. Estou liberto. Eu sou amado. Estou conectado ao Corpo de Jesus (a Igreja) de uma nova maneira. Espero que eu prospere em todas as coisas, que eu tenha uma boa saúde e uma alma engrandecida. Todos os obstáculos que se interpuseram ao chamado de Deus para minha vida estão agora desmoronando na minha frente, um caminho está sendo aberto para o desenvolvimento e para a alegria. Recebo a cura agora mesmo — corpo, mente e espírito! Não há mais atrasos! Nenhuma arma forjada contra mim prosperará! Agradeço a ti, Deus, por ter preservado a minha vida e por estar me cobrindo com paciência hoje enquanto junta os pedaços e realiza todas as coisas para o meu bem e para um futuro brilhante. Recebo, hoje, a salvação, meu chamado, propósito e libertação, em nome de Jesus. E, agora, convido para ocupar o lugar dos espíritos familiares o Espírito Santo, pois ele é o único Espírito que desejo em meu coração. Espírito Santo, convido tua santidade para a minha vida, meu modo de falar, minhas mídias sociais, minha playlist, minha geladeira, meu vocabulário, meus pensamentos e meu quarto. Em nome de Jesus, Amém!

Esses quatro passos e a oração profunda substituem a seção de Questões e Oração no fim do capítulo. Mas você pode voltar às questões e à oração no dia 3 do meu programa "Dez dias para uma vida de sono e sonhos mais profundos", no final do Capítulo 10.

Quero terminar este capítulo transformador de vidas com um poema que escrevi para que você também possa declarar:

> Salva-me, ó grande Deus, liberta-me
> Liberta-me o coração cativo
> Quebra-lhe as correntes
> Tu és o único que tens a chave
> Eu sou aquele que sente a dor

Ao nascer me deste um coração inteiro,
Um espírito perfeito
Mas uma a uma as tribulações vieram
Mas junto com elas veio a dor
Mesmo antes que eu percebesse
Senti-me amargo, cheio de culpa

Tu me salvaste o espírito
Agora, por favor, salva-me a mente
Apaga os medos que o tempo
Alimentou e fez crescer
Restaura a fé que me foi arrancada
Repõe em seu lugar a Salvação

Não há táticas que me possam salvar
Só de ti pode vir a Libertação!

Laura Harris Smith, 9 de abril de 2015

4

AS ARMAS SOB SEU TRAVESSEIRO

Suponho que você tenha feito a importante oração do capítulo anterior, clamando pela libertação de todos os espíritos monitores, espíritos familiares e de qualquer força espiritual que tentava roubar as bênçãos reservadas para sua vida — começando com a boa noite de sono de hoje. O que fará se acaso, ao deitar-se à noite, esses monstros ainda estiverem rosnando para você no escuro do seu quarto?

E se não conseguir afastar da sua mente os fracassos de hoje? E se o medo o estiver sabotando, ou se você estiver lidando com uma rejeição? Se ainda sentir raiva, mesmo depois de orar e perdoar? E se ainda estiver lutando para superar a ansiedade, a preocupação, a dúvida e a incredulidade para recomeçar no dia seguinte? E se você estiver sozinho, tendo pensamentos suicidas ou tentando vencer a luxúria? Ou se sentir insegurança e simplesmente desistir de lutar? Quem sabe o orgulho ou a falta de perdão continuem perseguindo você ou a apatia espiritual ainda o atormente depois de ter cedido a um compromisso profano?

É simples: é hora de colocar a mão debaixo do travesseiro e aproveitar as armas que o esperam lá. Essas armas são um poderoso arsenal que inclui seus sonhos, suas orações e seu descanso. Você não precisa ficar no escuro, cheio de preocupações. Nem ficar olhando para o teto, remoendo algo que gostaria de ter feito diferente. Não precisa revirar na cama, sem conseguir dormir. Lembre-se, você está lutando pelas boas noites de sono porque elas são fundamentais para a sua saúde, mas também luta por seus sonhos porque, como explicamos, eles são um canal direto para a sabedoria celeste.

Vamos começar por aí, por seus sonhos, observando o arsenal que existe à sua disposição ao deitar a cabeça no travesseiro todas as noites para dormir.

Sonhos: resolvendo problemas enquanto você dorme

Já reparou que, se fizéssemos um estudo sobre sonhos nas Escrituras, perceberíamos que um terço da Bíblia é dedicado aos sonhos e visões, ou aos desdobramentos deles? Isso é incrível! Desconsiderar os sonhos como uma fonte do direcionamento de Deus é como viver só com dois terços de uma dieta espiritual saudável. Sem mencionar que uma atitude como essa o faz correr o risco de cometer o pecado de "tirar palavras" das Escrituras descrito em Apocalipse 22 (veja o versículo 19).

Não, seus sonhos não são bíblicos, mas *podem ser* bíblicos. Vemos na Bíblia inteira que Deus usa sonhos e visões para se comunicar com seu povo. De fato, nas Escrituras, há 21 sonhos que vieram de Deus para pessoas que estavam em becos sem saída, sem saber por onde ir. Entre todos esses sonhadores, dois se chamam José, seis são reis e apenas um é mulher. Gostaria de resumir e esboçar aqui os sonhos que aparecem nas Escrituras, assim teremos uma ideia de como Deus gosta de se comunicar conosco e, desse modo, manter-nos afastados de perdas e sofrimentos. O que ele fez por aqueles homens nas Escrituras, ele fará por você. Tudo o que você precisa fazer é estar em um relacionamento com o Senhor para ouvir a voz dele. Vamos lembrar da passagem de Jó 33:14-18, que lemos no Capítulo 2? Vamos relê-la, e acredito que seja uma boa ideia memorizá-la:

> Pois a verdade é que Deus fala, ora de um modo, ora de outro, mesmo que o homem não o perceba. Em sonho ou em visão durante a noite, quando o sono profundo cai sobre os homens e eles

dormem em suas camas, ele pode falar aos ouvidos deles e aterrorizá-los com advertências para prevenir o homem das suas más ações e livrá-lo do orgulho, para preservar da cova a sua alma, e a sua vida da espada (NVI).

Agora dê uma olhada nesta lista dos sonhos que Deus enviou às pessoas nas Escrituras:

1. O sonho de advertência de Abimeleque, no qual Deus impede que esse rei durma com a esposa de Abraão, Sara (ver Gênesis 20).
2. O sonho de Jacó em que anjos subiam e desciam por uma escada que ligava o céu à terra (ver Gênesis 28:12).
3. O sonho instrutivo de Jacó, no qual Deus lhe diz para retornar à terra de seu pai (ver Gênesis 31:10-13).
4. O sonho de advertência de Labão no qual Deus lhe pede que liberte Jacó para que volte para casa (ver Gênesis 31:24).
5. O sonho de José com 11 feixes de grãos curvando-se ao seu único molho, prenunciando que seus irmãos um dia se curvariam diante dele (ver Gênesis 37:1-8).
6. O sonho de José em que se viam o sol, a lua e as estrelas se curvando diante dele, também sinalizando que seu pai e seus irmãos se curvariam diante dele (ver Gênesis 37:9-10).
7. O sonho do copeiro egípcio a respeito de espremer uvas em um copo e dar a bebida ao faraó, mostrando que ao copeiro seria restaurada a honra (ver Gênesis 40).
8. O sonho do padeiro egípcio a respeito de carregar na cabeça uma cesta de pães para o faraó; o pão é comido pelos pássaros, revelando que o padeiro seria executado (ver Gênesis 40).
9. O sonho do faraó em que sete vacas gordas são engolidas por sete vacas magras, pressagiando sete anos de fome no Egito (ver Gênesis 41).
10. O sonho do faraó com sete espigas roliças de milho sendo engolidas por sete espigas finas, outra vez prenunciando sete anos de fome vindoura no Egito (ver Gênesis 41).

11. O sonho do homem com o pão de cevada que rola para dentro do acampamento dos midianitas e derruba suas tendas, prenunciando uma vitória para Gideão (ver Juízes 7:13-15).

12. O sonho de Salomão em que ele poderia fazer qualquer pedido a Deus; ele decide pedir sabedoria, e recebe tudo o mais como consequência dessa escolha sábia (ver 1Reis 3:5-15).

13. O sonho de Nabucodonosor em que uma grande estátua feita de diversos materiais que representam os impérios futuros é esmagada por uma pedra que simboliza o Reino de Deus (ver Daniel 2).

14. O sonho de Nabucodonosor com uma árvore magnífica que é cortada rente ao chão, representando a queda de seu grande reino e seus próximos anos de insanidade (ver Daniel 4).

15. O sonho de Daniel com quatro bestas que representam quatro reinos — um leão, um leopardo, um urso e uma criatura misteriosa com dez chifres — e como eles são julgados por Deus à medida que o Filho do Homem recebe o domínio (ver Daniel 7).

16. O sonho do carpinteiro José em que o anjo lhe diz que Maria está grávida do Salvador do mundo, Jesus, e que não deve ter medo de tomá-la como esposa (ver Mateus 1:18-24).

17. O sonho que avisa aos magos que eles não voltem a Herodes depois de encontrar o bebê em Belém, protegendo, assim, o menino Jesus (ver Mateus 2:1-12).

18. O sonho de José em que um anjo lhe diz que vá imediatamente para o Egito com Maria e o Rei-bebê, para escapar da matança promovida por Herodes de todos os bebês do sexo masculino da região (ver Mateus 2:13-15).

19. O sonho de José em que um anjo lhe diz que é seguro retornar a Israel, pois Herodes está morto (ver Mateus 2:16-21).

20. O sonho em que José é avisado para que evite o filho de Herodes, que havia herdado o trono na Judeia (ver Mateus 2:22-23).

21. A esposa de Pôncio Pilatos tendo um pesadelo com um homem inocente — Jesus — sendo condenado à morte (veja Mateus 27:19).

Todos os 21 sonhos foram concedidos a essas pessoas durante o sono; caso contrário, teriam sido visões. É verdade que o número 15 dessa lista, do capítulo 7 do livro de Daniel, ora é descrito como sonho, ora como visão, dependendo da tradução da Bíblia. É lógico que as visões nas Escrituras são muitas para serem contabilizadas, se formos começar por Abraão, passando por Jacó, Josué, Moisés, Balaão, Eliseu, Miqueias, Davi, Jó, Isaías, Jeremias, Ezequiel, Daniel, Amós e Zacarias. E estamos falando apenas do Antigo Testamento! No Novo Testamento, temos as visões de Zacarias, João Batista, Pedro, Tiago, João, Paulo e, obviamente, João, o Revelador, cujo livro de 22 capítulos, o Apocalipse (literalmente a Revelação, daí João ser chamado de O Revelador), é uma longa visão!

Deus falava naquela época para proteger os filhos dele, e continua falando nos dias de hoje. Desta forma nos guia, como fez com Israel, através do deserto com uma nuvem de dia e uma coluna de fogo à noite. Hoje, entretanto, o Senhor nos guia com sua voz durante o dia e com sonhos à noite. E aqui estão algumas notícias ainda melhores: de acordo com Atos 2:16-18, em que Pedro cita o profeta Joel, estamos prestes a vivenciar uma intensificação dessa atividade onírica em todo o mundo. É possível perceber os sinais de que ela já começou!

Isso é o que foi dito pelo profeta Joel: "E acontecerá que nos últimos dias, diz Deus, derramarei o meu Espírito sobre toda a carne, e vossos filhos e vossas filhas profetizarão, e vossos jovens verão visões, e os vossos velhos terão sonhos; mesmo sobre os meus servos e servas naqueles dias derramarei o meu Espírito, e eles profetizarão."

Isso está acontecendo hoje. Você só precisa subir a bordo com fé e se tornar parte desse renascimento sensorial. Deus gosta de falar com os filhos dele. Se você tem filhos, não gosta de conversar com eles? Lógico que sim, e você sente falta dessas conversas quando se tornam menos frequentes. Acontece o mesmo com Deus Pai. Em meu livro *Seeing the Voice of God*, esbocei dez tipos de sonhos proféticos, definindo-os e mostrando como empregá-los na oração e no direcionamento espiritual.

No livro há exemplos bíblicos e pessoais que apresentei para cada tipo de sonho, assim como o que cada um deles exige de você.

Aqui, no entanto, quero descrever novos exemplos de sonhos que Deus me concedeu. Pode funcionar de modo diferente para você, mas gostaria de deixá-lo entrar no meu relacionamento visual com o Senhor ao observar quatro dos tipos de sonho em ação. Vou começar com dois exemplos de sonhos que são para "agora", os *sonhos acordados* e os *sonhos encorajadores*.

Sonhos acordados

Não há como confundir um sonho acordado, porque ele aparece como o primeiro pensamento do dia em sua mente, antes de ela ser acionada; ele é a primeira conversa que você tem consigo mesmo. Os sonhos que você tem pouco antes de acordar o acompanham ao longo de todo o dia, como amigos insistentes, ao contrário daqueles que acontecem no meio da noite e, pela manhã, já estão esquecidos. Aconselho que você preste muita atenção nos seus sonhos acordados, porque Deus os guarda para os últimos minutos de seu sono por um motivo. Eles vão exigir alguma ação da sua parte, talvez até naquele mesmo dia.

Por exemplo, um dia acordei de um sonho no qual eu era responsável por coordenar as jogadas de um time de futebol americano, e nossa última tática seria não colocar em campo nosso jovem *quarterback*, a estrela do campeonato. O sonho desafiava a lógica, mas sabíamos que era exatamente isso que deveria acontecer, e de fato aconteceu. Quando acordei, fui recebida pelo meu marido me contando que nosso filho Jhason, um pastor associado de Eastgate, não poderia pregar naquela manhã como planejado, pois apresentava alguns sintomas de resfriado e estava em observação. Então, a responsabilidade cairia sobre nós no último minuto.

Eu ri alto da situação, ainda mais porque Deus me colocou naquele sonho como técnica de futebol, algo que nunca fiz e nem quero fazer. Mas também ri porque Deus não estava usando essas jogadas com um time de futebol, mas com um time de libertação (um grupo de pessoas que se reúne para orar por um resultado específico em relação a uma pessoa ou situação urgente). Como nossa nação estava passando por uma semana particularmente decisiva, com uma eleição presidencial muito acirrada, transformamos esse culto em momento de oração para libertar nossa nação de toda corrupção e confusão.

Embora normalmente eu não goste de me levantar e pregar sem antes me preparar ou orar, esse sonho encorajador me mostrou que tudo ficaria bem. E foi encorajador para meu filho Jhason saber que Deus pensava nele como nosso jovem jogador mais valioso!

Outro exemplo de sonho acordado ocorreu na manhã do casamento de Jhason e Brittany em 2013. Minha filha Jeorgi, na época com 18 anos, tinha um amigo chamado Donovan, dois anos mais novo. Ele também era amigo de Brittany e havia viajado 1.600 quilômetros de Minnesota para ser de grande ajuda no casamento. Acordei com um sonho no qual perguntava a Jhason: "Você acha que Donovan é o futuro marido de Jeorgi?" Jhason respondeu: "Sim! Sim, eu acho."

Acordei tão atordoada! Eu sabia que eles já haviam se apaixonado, mas não tinham conseguido manter um relacionamento à distância de 1.600 quilômetros, então fiquei tentada a ignorar esse sonho. No entanto, como era um sonho acordado e, na maioria das vezes, significava que Deus precisava que eu tomasse alguma atitude no mesmo dia, pedi ao Senhor duas confirmações: *Deus, se Donovan for o futuro marido de Jeorgi, então eu preciso que você (1) faça com que Donovan me leve até o altar como a mãe do noivo, e (2) descubra um lugar em que eu possa tirar uma foto de qualidade com ele.* Se ele seria meu futuro e amado genro, eu queria documentar aquele importante dia com a família e torná-lo memorável, especialmente porque não tinha ideia de quando o veria outra vez.

Descobri mais tarde que seriam mais seis anos! Mas foi isso mesmo que Deus fez por nós naquele dia. Na verdade, ele juntou meus dois pedidos, e eu tenho uma bela foto de Donovan me levando até o altar. E embora Jeorgi seja uma sonhadora profética, o sonho a teria confundido durante aqueles anos em que ela e Donovan não mantiveram contato, então o Senhor não me permitiu lhe contar nada. Eu queria tanto contar, porque sabia que era um sonho profético, mas também sabia que, em matéria de amor, é sempre melhor que a mãe profética permita a seus filhos a bênção de descobri-lo por conta própria, e foi o que fiz. No entanto, contei o sonho a Jhason e Brittany e, à medida que os pretendentes iam e vinham ao longo dos anos, nós nos lembrávamos do sonho e orávamos pela realização dele.

Após seis anos, Donovan voltou à vida de Jeorgi e, no verão seguinte, eles se casaram. Durante meu discurso como sua dama de honra, contei o meu incrível sonho profético para eles pela primeira vez. Eu estava agradecida por ter registrado aquele sonho profético anos antes e selado o relato em um envelope para ser aberto no dia do casamento. Praticamente não havia, em todo o salão, olhos que não estivessem marejados, nem bocas que não estivessem entreabertas enquanto eu lia o discurso: todos choraram! O sonho foi uma combinação de um sonho acordado com um sonho encorajador, que é o que vamos analisar a seguir.

Sonhos encorajadores

Você saberá que teve um sonho encorajador do Senhor quando quiser ficar debaixo das cobertas, fechar os olhos, voltar a dormir e continuar sonhando. Mas é lógico, uma vez que os sonhos encorajadores estão na categoria do "agora" (embora possam ser para agora ou para mais tarde), eles muitas vezes me deixam ansiosa para pular da cama logo e vê-los se desenrolar em um futuro muito próximo!

Falando do casamento de Jeorgi, estávamos na reta final dos preparativos, já que todos os prazos mais importantes estavam terminando, incluindo o do vestido de noiva. Então sonhei que eu mesma fazia o vestido (o que seria um desastre!) e o confeccionava com materiais encontrados aqui e ali. Eu nem contei esse sonho para Jeorgi na época, e até hoje não contei (surpresa, Jeorgi!), porque sabia que isso realmente a *desencorajaria*, já que mal consigo pregar um botão. Além disso, Jeorgi já tivera um sonho encorajador no qual ela havia ganhado um vestido de noiva, então eu não queria contrapor essa expectativa. Acho que, àquela altura, ela também tinha visto um sorteio de vestido de noiva na internet e se inscrito, mas já havia passado muito tempo, e eu ainda sentia que meu sonho parecia sobrepor o dela. Eu não disse nada, apenas orei.

E eis que, depois de cerca de um mês, uma loja de noivas entrou em contato com Jeorgi e disse que ela havia ganhado o sorteio de um vestido no valor de mil dólares, e o que ela realmente queria custava um pouco mais. Mas, a essa altura, o Senhor também havia realizado meu sonho de aumentar as vendas de óleo em minha loja online, assim como as vendas de meus livros. Peça por peça, ele juntou o dinheiro para comprarmos o vestido que Jeorgi queria. Foi a realização de dois sonhos ao mesmo tempo, o meu e o dela, e nós duas nos lembramos da bondade do Senhor toda vez que vemos as fotos dela em seu vestido de noiva. Meus sonhos favoritos dessa natureza são aqueles que consigo entregar a outras pessoas, iluminando seus dias com esperança, quando necessário. Como pastora, Deus me dá muitos desses sonhos para os meus congregados, e eu amo dar aquele telefonema ou enviar aquela mensagem de texto contando um sonho encorajador para alguém. Eles ajudam as pessoas a prosseguir e fazem toda a diferença na hora de decidir entre desistir e se levantar.

Perdi a conta de quantos bebês vi em sonhos — pequeninos que finalmente chegaram para os casais aos quais relatei os sonhos, incluindo meus próprios filhos adultos e seus cônjuges. No início deste ano, sonhei que meu filho e minha nora, Jhason e Brittany, teriam um segundo bebê, que chegaria com o mesmo intervalo que havia entre Jhason e sua irmã Jeorgi (meus dois filhos com nascimentos mais próximos). Algumas semanas depois, recebemos a notícia de que a criança estava para nascer naquele exato momento, e os dois irmãos teriam a mesma diferença de idade dos meus filhos. Você pode se perguntar por que eles estavam tão entusiasmados com a chegada de dois bebês — fraldas em dobro! — em um intervalo tão curto, mas alguém que esperou tantos anos quanto eles esperaram pelo milagroso bebê número um recebe outra criança com alegria e valoriza infinitamente este aviso prévio do Senhor!

Sempre tenha uma interpretação consistente antes de contar a alguém qualquer tipo de sonho, porque, sem esse discernimento, um sonho encorajador pode rapidamente ter o efeito contrário. Por exemplo, um dia minha grande amiga e intercessora profética Sue Teubner me ligou e disse: "Laura, ontem à noite sonhei que Eastgate eram duas igrejas e eu estava indo visitá-las."

Senti um aperto no peito ao ouvir *duas igrejas*, pois isso me fez imaginar uma divisão na igreja. Quando a questionei a respeito e pedi mais detalhes, Sue respondeu: "Não, não, não! Eu estava no segundo culto no momento em que o primeiro terminava. Dois cultos, não duas igrejas!"

Demos boas risadas com isso, especialmente eu, uma vez que nossa igreja não estava nem perto de precisar de dois cultos na época, pois estávamos em nosso novo prédio havia bem pouco tempo. Acrescente a isso o fato de a pandemia de 2020 ter esvaziado as igrejas em todos os lugares, e me perguntei quando aquele bendito sonho viria a se realizar. Mas aqui estamos, anos depois, enfrentando aquela mesma situação do sonho, pois a Eastgate Creative Christian Fellowship cresceu e se multiplicou. Louvado seja Deus pelo sonho encorajador de Sue, ao qual nos agarramos e oramos até vermos acontecer! Agora vamos conhecer alguns exemplos de dois tipos de sonho que às vezes são "para depois": os *sonhos de advertência* e os *sonhos direcionais*.

> *Eu estava agradecida por ter registrado*
> *aquele sonho profético anos antes e selado o relato*
> *em um envelope para ser aberto no dia do casamento.*
> *Praticamente não havia, em todo o salão,*
> *olhos que não estivessem marejados,*
> *nem bocas que não estivessem entreabertas*
> *enquanto eu lia o discurso.*

Sonhos de advertência

Um sonho de advertência é aquele que contém informações talvez um pouco inquietantes ou alarmantes, mas com o objetivo de alertá-lo e prepará-lo para uma situação que está por vir, uma conversa ou até uma batalha. Muitas pessoas confundem sonhos de advertência com pesadelos, porque veem no sonho algo que pode deixá-las com medo ou inquietas. Mas com a oração certa, um sonho de advertência é apenas isso — uma advertência — e seu conteúdo nunca acontecerá, porque suas orações frustrarão os planos que o inimigo estava traçando contra você.

A maioria dos meus sonhos desse tipo são para meus filhos, mas isso é porque eu tenho seis e eles são daquele tipo de pessoa que transforma o mundo! Além disso, oro fervorosamente por eles, e quando você faz isso, Deus fala com você a respeito das pessoas em suas orações. Mas eu não conto aos meus filhos todos os pequenos sonhos de advertência que tenho com eles, porque alguns são apenas tarefas para eu orar. Com a inspiração e o tempo do Espírito, compartilho os sonhos que considero mais urgentes ou úteis. Como sou grata a Deus por esse tipo de sonho que nos alerta sobre a guerra espiritual que se aproxima. Com a devida análise, oração e discernimento, eles nos ajudam a superá-la. Deus também me poupa uma tremenda quantidade de tempo e energia com sonhos de advertência que ele nos dá como pastores. Certa vez tive um *sonho de advertência acordado* (um verdadeiro golpe duplo!) em que Chris e eu caminhávamos tranquilos e em paz por um rio quando de repente uma cobra começou a nos perseguir. Mas esta não era uma cobra qualquer. Media no mínimo seis metros de comprimento e tinha uma enorme cabeça, que, na verdade, se parecia com a cabeça de um homem, e exibia uma boca humana. Observei essa cobra emergir da água, rastejar até a margem e vir na minha direção a uma velocidade grande demais para eu correr. Ultrapassei Chris, mas ao olhar para trás, vi que a cobra o havia contornado e vinha direto para cima de mim. Eu sabia que, se ela me pegasse, abraçaria meu corpo e me apertaria até a morte. Também sabia que minha única defesa era chegar a um ponto mais alto. Vi uma árvore bem na minha frente e me senti confiante de que conseguiria escalá-la.

Acordei um pouco antes de poder ver a conclusão do sonho. Estava muito assustada, especialmente com a terrível visão da cabeça e da boca humana da cobra, mas o Senhor me disse quase no mesmo instante o que isso significava. Ainda antes de eu sair da cama, ele me avisou que eu deveria me preparar porque alguém nos agrediria verbalmente. Essa agressão me alcançaria, e só a mim, muito em breve, mas eu não podia me deixar abalar. Deveria chegar a um terreno mais alto, e lá estaria segura.

Em poucas horas, o sonho inteiro se concretizou, e eu realmente me senti como se estivesse correndo para salvar a minha vida, ou pelo menos a minha reputação. Essa agressão veio na forma de comentários negativos e falsos sobre nós, e circulou entre muitas pessoas da igreja. Uma por uma, elas começaram a se aproximar de nós para saber se aquelas mentiras eram verdades. Acabamos tendo que ir até cada membro da congregação — casa por casa, família por família — para desmentir as calúnias. Para sugar o veneno da picada de cobra.

Tivemos que conversar muito e nos esforçar bastante para dissipar a confusão, mas assim como no sonho, nunca me deixei enredar pela pessoa por trás dessa história. Nós, no entanto, tivemos que pedi-la que deixasse a igreja, baseados em Tito 3:10: "Quanto àquele que provoca divisões, adverte-o uma primeira e, ainda, uma segunda vez. Depois disso, rejeita-o." Essa pessoa havia sido amorosamente advertida ao longo dos anos a respeito do quanto suas palavras causaram repetidos danos em situações diversas. Depois que ela recebeu a advertência final com uma hostilidade sem tamanho, dissemos que a amávamos, mas que pelo bem da igreja teríamos que cortar os laços. Muitos outros membros fizeram a mesma coisa quando a viram postar reclamações no Facebook. Mesmo quando as queixas são justificadas (o que não era o caso), os danos causados ao Corpo de Cristo por esse tipo de exposição são muito graves. Então tivemos que nos despedir. Depois, me questionando a respeito do que eu poderia fazer para subir ainda mais alto, conforme o sonho me havia mostrado, estendi-lhe outra vez a mão e quase implorei a essa pessoa que, por favor, guardássemos as lembranças dos momentos mais preciosos que havíamos vivido juntos. A resposta foi mais negatividade e raiva. Então nos despedimos, sentindo que havíamos sido obedientes a

Deus ao tentarmos fazer mais e além do que ele nos exigira. Mas tudo começou pela manhã com aquele sonho que me ajudou a guiar todos os meus passos naquela semana.

> *Deus não é bom? Com os sonhos*
> *de advertência, podemos ultrapassar o inimigo*
> *e vencer a batalha!*

A "limpeza" pastoral levou mais de um mês para trazer a verdade à tona e o restabelecimento total, mas nunca mais tivemos que lidar com esse tipo de espírito. Deus havia fechado as mandíbulas da morte. E não apenas isso; começou um tempo de verdadeiro crescimento real na igreja imediatamente após a partida dessa pessoa. A maledicência foi embora, junto com as fofocas, e o espírito crítico não era mais encontrado em lugar nenhum. Iniciamos os dias mais pacíficos que já vivemos em Eastgate, e prova disso foi ver nosso novo santuário lotado de pessoas. Deus não é bom? Com os sonhos de advertência, podemos ultrapassar o inimigo e vencer a batalha!

Sonhos direcionais

Um sonho direcional é simplesmente isso: ele oferece uma nova direção. Lembro-me de sonhar há vários anos que meu filho Julian venderia a casa dele, e eu lhe dizia que não fizesse isso. Ao lhe contar o sonho, Julian e sua esposa, Sarah, me disseram que andavam realmente considerando a ideia. Quando precisaram se mudar do estado logo depois, decidiram não vender a casa, mas alugá-la. No dia em que estavam fazendo as malas para a mudança, sonhei que Julian, já com trinta e poucos anos, havia retornado para a casa com a esposa. Não contei a eles esse sonho porque pensei que seria desestimulante fazer as malas sabendo que teriam que voltar e desembalar tudo de novo um dia! No entanto, foi exatamente o que aconteceu logo que ele completou trinta anos.

Eu mesma também já recebi orientação de um sonho direcional. Lembro-me de que, imediatamente após inventar o óleo Quiet Brain, tive um sonho em que visualizei óleo saindo de algumas garrafas. Eu estava tão empolgada, sentindo como se aquilo simbolizasse uma nova unção, ou talvez uma nova fonte de renda. Enquanto essas duas coisas aconteciam, também ocorreu algo diferente. Nosso primeiro obstáculo como empresa foi quando nossas garrafas de rolo para colocar os óleos começaram a funcionar mal. Os clientes reclamavam que as elas vazavam e, pior ainda, que chegavam com o óleo quase inteiramente derramado. De repente, meu sonho direcional assumiu um novo significado e eu soube que deveria me mexer e encontrar um fornecedor de garrafas melhor!

Outro exemplo de sonho direcional ocorreu quando decidi voltar a estudar depois dos cinquenta anos para me tornar nutricionista. Aprendi tanto e fui tão bem nos estudos que o médico fundador do instituto onde estudei me disse que eu seria uma excelente candidata para o seu programa de doutorado. Tive que pensar muito antes de tentar conquistar três diplomas na minha idade: terminar meu bacharelado e fazer mestrado e doutorado em medicina original (medicina cristã do corpo, mente e espírito). Eu precisava mesmo que Deus me mostrasse uma direção!

Então, uma mulher de Atlanta que eu nunca tinha visto na vida, a pastora La-Ronna Turnbough, me procurou para me convidar a falar na igreja fundada e pastoreada por ela e o marido, Otha. No e-mail que ela me enviou, havia um sonho direcional que teve comigo. No sonho, eu era uma terapeuta naturopata. Mal pude acreditar! E então veio outra confirmação: eu mesma sonhei que estava falando para um grande público até olhar para baixo e perceber que estava quase nua. Fiquei com muita vergonha e deixei o palco para encontrar algumas roupas. A única peça que achei, no entanto, foi um jaleco branco de médico! Vesti, voltei ao palco e me senti incrivelmente confiante. Quando acordei, sabia que tinha a confirmação de que precisava. E, no fim das contas, uma confirmação final veio no mês seguinte, quando Deus providenciou um grande cheque para nós. Ele pagou por todos os meus três cursos adiantado. Paguei todo o valor e comecei minha escalada árdua rumo à realização desse sonho direcional.

Também acho que meu filho Jude aparece em muitos dos meus sonhos. Décadas atrás, comecei a perceber que às vezes é preciso ver as pessoas em seus sonhos não como meros participantes, mas como indivíduos cujos nomes têm algum significado para aquele cenário. O nome *Jude* significa "louvor", então, toda vez que o vejo em um sonho, sei que devo louvar a Deus não importa a situação, e que isso funcionará a meu favor quando liberar o meu louvor! Minha filha Jenesis também aparece muito nos meus sonhos, e seu nome significa "novos começos". Sempre fico encorajada quando a vejo em um sonho e sinto que Deus está me orientando a me preparar para algo novo. Meus outros quatro filhos também não ficam atrás. Jeorgi Anna significa "ativa na oração". Julian, "juventude"; Jhason, "cura" e Jessica significa "riqueza". Nunca deixa de me surpreender o modo com que todos os meus seis filhos apareceram na hora certa... tanto na minha vida quanto em meus sonhos!

Oração: treinando seu intercessor interior para se empenhar

Agora que já dei exemplos dos diferentes tipos de sonho — alguns que são para o agora e outros para mais tarde —, vamos discutir o que acontece no período entre o sonho e a sua realização, caso o processo demore mais do que o esperado. A situação pode parecer aquela fase no ensino médio em que você se sentia um pouco perdido, quando tentava compreender em que grupo social se encaixava, quem queria ser no mundo e o que dizia para si mesmo em seu íntimo. Você estava tão ocupado tentando dominar todas essas coisas e, ao mesmo tempo, tão envolvido emocionalmente no processo que pensou que estava perfeitamente bem no dia da turma ser fotografada... até as fotos circularem e você perceber que estava, na verdade, muito mal — o pior de tudo é que isso ficará registrado para sempre naquele anuário vergonhoso que você esperava nunca vir à luz do dia.

É mais ou menos o que acontece com um verdadeiro sonho profético. Você começa a pensar e planejar, observando cada detalhe com o máximo de cuidado, convencendo-se ao longo do caminho do seu significado. Então começa a contar para outras pessoas e, mesmo que não digam com todas as letras, você percebe que elas acham que você enlouqueceu. Na verdade, se você for honesto, às vezes ri sozinho ao relembrar como interpretou um sonho, assim como riu daquela foto estranha no anuário.

A questão é que a nossa primeira resposta a um sonho profético nunca deve ser "pensar e planejar", mas sim "orar e esperar". Se ao ter um sonho acordado você sabe que deve agir imediatamente, ao despertar de um sonho profético você pode, pelo menos, orar e esperar uma interpretação de Deus. Se o tempo para agir for curto, Deus não demorará a passar o recado. Mas, se você não esperar, poderá acabar tomando a frente dele e fazendo uma grande bagunça, que depois vai ter que arrumar sozinho.

Nem dá para acreditar que esse exemplo vem de uma nutricionista, mas aqui vai: se os sonhos proféticos que você tem à noite são como uma torre de panquecas, então a oração é a calda que cobre todas elas. Nunca pegue um garfo (pensar) ou uma faca (planejar) para atacá-las antes de inundá-las com oração. Comer panquecas sem calda é como comer um pão seco; elas vão grudar no céu da boca. Colocar um sonho profético em prática sem oração provavelmente será tão difícil de engolir como uma panqueca seca.

Portanto, não importa se você é um veterano ou um novato na oração. Se Deus lhe deu um sonho, então também lhe dará a graça de orar para prosseguir (ou detê-lo, se for um sonho de advertência). Os passos a seguir vão ajudá-lo a se concentrar em suas orações. Eu divido os passos em SETE pontos para que fiquem bem fáceis de memorizar. Ao começar a orar, esteja pronto para:

Participar. Lembre-se do nosso versículo principal: "A súplica de uma pessoa justa é muito poderosa e eficaz" (Tiago 5:16, KJA). Entenda que Deus precisa que você se envolva com ele sem distrações.

Receber a revelação. Paulo orou "para que o Deus de nosso Senhor Jesus Cristo, o Pai da glória, vos dê o espírito de sabedoria e de revelação no pleno conhecimento dele" (Efésios 1:17). Entenda que a oração é uma conversa de mão dupla. Permita-se um tempo para ouvir e receber a revelação de Deus a respeito de como você deve orar ou interpretar seu sonho.

Concordar. "Uma vez mais vos asseguro que, se dois entre vós concordarem na terra em qualquer assunto sobre o qual pedirem, isso lhes será feito por meu Pai que está nos céus" (Mateus 18:19, KJA). Esteja disposto a concordar com Deus em relação ao caminho que ele lhe dá. Obtenha confirmações de seus líderes espirituais se não tiver certeza.

Ceder. Paulo também disse: "Portanto, não sejais faltos de juízo, mas buscai compreender qual é a vontade do Senhor" (Efésios 5:17, KJA). Esteja disposto a submeter sua vontade à do Senhor quando estiver em oração. Ceda. Se você se sentir inspirado a orar, ore. Caso se sinta solicitado a ouvir, permaneça em silêncio. Se Deus lhe disser para ir à Palavra, então pegue sua Bíblia e seja dócil ao conselho do Senhor, leia o que ele pede que você leia.

Fazer justiça. Bem-aventurados os que guardam o juízo, e o que pratica justiça em todo tempo (Salmos 106:3). Lembre-se, você deve clamar por justiça, e não implorar por ela.

Clamar. "Soem contra ela um grito de guerra de todos os lados" (Jeremias 50:15a). Ore em voz alta. Deus não exige isso, mas seu inimigo precisa ouvi-lo — e você também. Se sentir que está começando a se exaltar em uma oração, flua com o Espírito e deixe-o orar através de você.

Orar no Espírito. Judas nos diz que, como amados, devemos nos edificar em nossa "santíssima fé e orar no Espírito Santo"

(Judas 20). Ore em sua linguagem de oração. Este é um tópico que abordaremos no Capítulo 8, e *mal posso esperar* por isso! Este é um componente essencial para saber orar quando você não encontra nenhuma revelação para fazê-lo, ou quando está tentando interpretar um sonho.

E deixe-me apenas adicionar uma ênfase ao terceiro passo, *Concordar*. A palavra que Jesus usou para *concordar* em Mateus 18:19 significa, no grego, "concordar com alguém ao negociar, fazer um acordo, negociar; estipular (por compacto)".[16] *Compacto* é outra palavra para "contrato", e *estipular* significa "exigir". E quando Jesus diz "tudo o que eles *pedirem*", essa palavra grega para *pedir* significa, entre outras coisas, "chamar; com a ideia de exigir relevância".[17] E é aqui que a coisa vai ficando boa! O que isso tudo mostra é que, quando Jesus diz "se dois entre vós concordarem na terra em qualquer coisa sobre a qual pedirem", ele está mesmo o instruindo a encontrar um amigo e dando a ambos a permissão para "colocar uma exigência no contrato que ele tem com vocês", contrato esse que o Senhor pretende honrar plenamente! Não é que você esteja exigindo algo de Deus; está apenas colocando uma exigência no contrato oferecido por ele mesmo, que são as promessas que estão na Palavra dele! E a palavra grega usada para *coisa* no mesmo versículo é definida literalmente como "uma escritura".[18] Como você sabe, uma escritura é um contrato legal que transfere poder e posses prometidas de uma parte para a outra. Então, se você pensar em sua Bíblia como a escritura legal que descreve o poder e as posses prometidas a você, suas orações virão de um lugar de autoridade. Você tem o poder de negociar com Deus, então use-o bem!

---

[16] Blue Letter Bible Lexicon, "symphōneō" (Strong's G4856), https://www.blueletterbible.org/lang/lexicon/lexicon.cfm?Strongs=G4856&t=KJV.

[17] Blue Letter Bible Lexicon, "aiteō" (Strong's G154), https://www.blueletterbible.org/lang/lexicon/lexicon.cfm?Strongs=G154&t=KJV.

[18] Blue Letter Bible Lexicon, "pragma" (Strong's G4229), https://www.blueletterbible.org/lang/lexicon/lexicon.cfm?Strongs=G4229&t=KJV.

Descobri que quando começo a fazer tudo isso, meu tempo de oração decola. Manhã, tarde, noite e, sim, até à meia-noite. Tenho amigos que não gostam de orar na cama porque ficam com sono, ou não querem acordar o cônjuge. Mas tenho amigos solteiros que adoram ir para a cama e passar uma ou duas horas no escuro, apenas clamando em voz alta pelo direcionamento do Espírito. Adivinhe: se você está tendo problemas para adormecer, essa é uma ótima maneira de desacelerar após aquelas orações fervorosas "cheias de fogo".

Agora vamos ver mais algumas formas práticas de ajudá-lo a cair no sono.

Descansar: adormecer e permanecer dormindo

Trabalhar com tantas pessoas que não estão tendo o descanso que precisam, na quantidade que precisam, me levou a encontrar uma maneira funcional de ajudá-las. O resultado dos meus esforços é o que chamo de meus ABCs para ZZZs, uma lista na qual descrevo alguns passos práticos e objetivos que você pode seguir para ter uma noite de sono melhor.

A menos que tenha um grave problema de saúde ainda não descoberto, você ficará surpreso com o quanto esta lista funcionará bem. Ensinei os passos a seguir em outras ocasiões, e esta lista já foi até publicada em outro livro, mas também quero oferecê-la para você neste aqui:

> A. *Não consumir cafeína, nicotina e álcool, pois podem causar insônia*. A cafeína se esconde em muitos alimentos além do café, como chocolate, refrigerantes, chás sem ervas, pílulas dietéticas e bebidas energéticas. E para alcançar um sono profundo, evite bebida alcoólica, porque o álcool pode ajudar as pessoas a dormir, mas não se trata de um sono de qualidade. E fumar é ruim para seus pulmões e para seus ciclos de sono. Suas noites vão melhorar muito se você livrar seu organismo dessas substâncias com as quais está habituado e que acabam causando muitas alterações na sua vida. Talvez você tenha comprado este livro na esperança

de dormir melhor, sem saber que apontaríamos os perigos de alguns de seus hábitos noturnos mais reconfortantes. Mas asseguro que eles não são páreo para o tipo de descanso e de sonhos que o Príncipe da Paz providencia para você: é uma troca bem tranquila de se fazer.

B. *Matemática na hora de dormir*. A que horas você deve acordar pela manhã? Subtraia pelo menos oito horas e meia desse horário para determinar sua hora de dormir. Isso vai lhe permitir oito horas de tempo de sono real, precedidos de 15 minutos para relaxar (fazendo esses ABCs para ZZZs) e mais 15 minutos para adormecer. Se você precisar acordar às seis horas da manhã, então vá para a cama até nove e meia da noite (Ajuste esses horários para se adequar à sua agenda.) Tente chegar ao passo C desta lista 15 minutos antes de dormir todas as noites.

C. *Criar uma atmosfera e ajustar a temperatura ambiente*. Quando estiver próximo da hora de dormir, suavize a iluminação do ambiente para seus ritmos circadianos irem se ajustando. Isso sinalizará ao seu cérebro que ele deve começar a bombear o "suco do sono", a melatonina. Reduza um pouco a temperatura, de modo que você não sinta nem muito calor nem muito frio durante o sono. Pode ser uma boa ideia ligar um ventilador para emitir um ruído branco.

D. *Desestresse por cinco minutos antes de ir para a cama*. O sono é um momento sagrado, então crie alguns rituais para a hora de dormir. Óleos essenciais no travesseiro são bons, ou você pode lavar o rosto com água morna ou tomar um banho de sal Epsom (o sulfato de magnésio puro que ajuda a dormir). Estabeleça algum tipo de rotina de relaxamento agradável a fim de treinar seu corpo para atrair o sono.

E. *Entrar*. Agora é hora de fazer a transição para o seu quarto, vestir o pijama e deitar na cama. Deite-se, feche os olhos e mergulhe na paz. Peça a Deus para entrar em seus sonhos e falar com você durante a noite.

F. *Foque no perdão.* Tão importante quanto limpar a atmosfera do seu quarto é limpar a atmosfera do seu coração. Isso significa perdoar quem arruinou seu dia ou sua noite (especialmente se for a pessoa deitada ao seu lado). Você acorda com aquilo com que vai para a cama, então escolha o amor. "Se vocês ficarem com raiva, não deixem que isso faça com que pequem e não fiquem o dia inteiro com raiva. Não deem ao Diabo oportunidade para tentar vocês" (Efésios 4:26-27, NTLH). Peça também a Deus para perdoá-lo por tudo o que ele traz à sua mente, e perdoe a si mesmo! Comece tudo de novo amanhã.

G. *Vá dormir.* Encontre o seu "ponto ideal", ou seja, sua posição favorita para dormir. Tente desacelerar a respiração, porque isso reflete o que acontece nos estágios iniciais do sono. Basicamente faz seu cérebro "pensar" que você já chegou lá, o que induz suas ondas cerebrais a diminuírem e aumentarem. (Eu faço isso há anos.) Se ainda assim o sono não chegar, liste em um diário de gratidão três coisas pelas quais você é grato. Ou leia por alguns minutos. Use um livro físico, no entanto, e não seu tablet, leitor de e-book ou celular, porque as luzes diretas desses aparelhos farão sua glândula pineal parar de produzir melatonina e isso vai despertar você. Por fim, ore o salmo 127:2: "Ele concede aos que o amam, mesmo quando estes estão repousando." E lembre-se, o sono é o colchão dos sonhos.

Repasse a lista dos meus ABCs para ZZZs por várias noites seguidas, estabelecendo uma rotina para a hora de dormir que em breve mudará seus hábitos de sono para melhor. Finalmente, se você ainda tiver problemas para adormecer depois de colocar essa lista em prática, ou se continuar se sentindo sempre cansado durante o dia, considere consultar um médico do sono. Não há problema em pedir ajuda a um bom médico! Apenas lembre-se de filtrar sua sabedoria através da sabedoria superior do Grande Médico.

Mais uma vez, responda às questões a seguir. Quando chegar ao fim do livro, use as respostas de hoje para o dia 4 do meu programa

"Dez dias para uma vida de sono e sonhos mais profundos" no fim do Capítulo 10.

Questões e oração

1. Cite as objeções bíblicas que você tiver em relação aos sonhos serem usados por Deus como meios para guiá-lo.
2. Cite duas mudanças que você pode fazer à noite para melhorar a rotina da hora de dormir.

Ore em voz alta:

Espírito Santo, preciso de você para falar sobre as situações que me incomodam. Eu acredito que essa é sua vontade, e peço que me mostre como administrar melhor minhas noites para que eu possa adormecer, permanecer dormindo e receber sua orientação. Que eu possa empregar melhor as armas que você colocou em minhas mãos, que estão ao meu alcance quando deito minha cabeça no travesseiro todas as noites. Como resultado do aumento da oração, que esta maior intimidade contigo possa se traduzir em sonhos proféticos que guiem o meu caminho e me tragam maior paz. Em seu nome, amém.

5
O MUNDO DO OUTRO LADO DA SUA JANELA

Talvez você já consiga criar o refúgio perfeito em seu quarto, ir para a cama e dominar todos os seus monstros, mas ainda não seja capaz de pegar no sono ou permanecer dormindo. A razão é que, às vezes, o caos não está na sua casa ou no seu coração, mas do lado de fora da sua janela. Não estou falando daqueles barulhos noturnos irritantes como o de sirenes, se você morar em uma cidade, ou de sapos, se morar no campo. Mas sim dos acontecimentos do mundo que estão totalmente fora de sua jurisdição ou controle. O que você vê no noticiário. Ou lê no celular. Acontecimentos locais ou políticos que enchem sua cabeça de ameaças, sem nunca pedir sua opinião sobre eles. Exceto por uma ida às urnas a cada dois anos, essas coisas costumam deixar você se sentindo impotente e até às vezes sem esperança. Elas podem não só tirar seu sono, como também sequestrar seus sonhos e transformá-los em pesadelos apocalípticos se não tomar cuidado.

Eclesiastes 5:3 descreve como a ansiedade pode causar sonhos angustiantes, então você nunca deveria levá-la para a cama. Reserve um pouco de tempo para relaxar usando meus ABCs para ZZZs do capítulo anterior. Mesmo assim, na maioria das noites você vai dormir com a cabeça cheia de acontecimentos, manchetes, dramas políticos e inúmeras opiniões compartilhadas nas redes sociais sobre tudo isso. Eu gostaria de dedicar este capítulo para ajudá-lo a se recusar a deixar que a instabilidade deste mundo político roube sua paz, seu sono e seus sonhos. Na verdade, gostaria de ensiná-lo a usar sonhos e intercessão profética como um meio realmente eficaz para tornar nosso mundo um lugar mais estável. E, obviamente, quando você começar a ver suas orações e seus sonhos operando juntos para conseguir essa façanha, começará também a experimentar o sono mais tranquilo e agradável que já teve em sua vida.

Acredito de verdade que os sonhos proféticos dados pelo Espírito Santo e as orações centradas em Cristo são a cura para todos os problemas que o mundo enfrenta. E para cada problema que você e eu enfrentamos. A razão da minha fé é que estamos recebendo a sabedoria do céu com a qual podemos tomar decisões capazes de mudar nossas circunstâncias, e, assim, firmar uma parceria com Deus. Quem não se encantaria com essa ideia? Eu o incentivo a realmente lutar de mãos dadas com Deus a favor dessa verdade, e, se necessário, a permanecer neste capítulo até que esteja convencido disso.

Minha vida nunca mais foi a mesma desde que entreguei meu sono, meus sonhos e minha vida de oração a Deus. Você deve se cercar de pessoas que entendem essa verdade para que possa começar a receber um fluxo constante de revelações, tanto dos sonhos que essas pessoas terão para você quanto dos sonhos que você oferecerá a elas. E é especialmente interessante quando vemos nossos sonhos se tornando realidade para a nossa nação ou mesmo para outras nações. As coisas "fora" da sua janela — o teatro político em seus sonhos, o estímulo brilhante das mídias sociais e aquela caixinha, a TV, que traz o mundo exterior para dentro de sua casa — não são páreo para o fluxo constante de revelações que virá do reino celestial até sua mente enquanto você dorme. Vamos ver como colocar cada uma dessas coisas para dormir de modo que você possa fazer o mesmo.

O mundo em guerra contra mim: o teatro político em seus sonhos

Há mais de vinte anos, sonhei que me perguntavam se eu faria um voto. Eu estava em uma caverna e havia sido convocada para estar ali pelo profeta Eliseu. Esperei ansiosa até vê-lo entrar com seu servo — que suponho ser o Geazi de 2Reis 4 e 5 —, e então Eliseu se aproximou e me encarou de perto. Ele me perguntou: "Você fará um voto de orar pelos Estados Unidos?"

Sem hesitar, respondi que sim, e então o profeta fez um sinal para que eu caísse de joelhos. Ele colocou seu cajado no meu ombro como se estivesse me investindo cavaleiro com uma espada. Fez todos os mesmos movimentos do rito de uma investidura, batendo levemente com o cajado em um ombro, depois na minha cabeça e no outro ombro. Acordei deslumbrada com o que havia acabado de experimentar. Foi como se eu tivesse me ajoelhado diante de Eliseu e recebido uma porção de sua unção. Meus pensamentos correram nessas duas direções:

(1) *Por que Eliseu? Por que não Jesus?* Eu conhecia bem a história de Eliseu e sabia que ele era o jovem discípulo de Elias que havia pedido uma porção dobrada de sua unção. Então soube no mesmo instante que a promessa de uma porção redobrada era o que me aguardava para conseguir manter este voto. E posso atestar o fato de que Deus cumpriu sua parte no negócio derramando uma porção dobrada de unção sobre Chris e eu, porção essa maior do que jamais poderíamos imaginar quando tive esse sonho, em um momento em que estávamos experimentando uma grande carência e uma doença crônica. Nós duplicamos nossos negócios, duplicamos o tamanho do nosso ministério e até nossa família recebeu essa unção dupla (tivemos netos gêmeos!). Eu certamente teria amado se aquele encontro na caverna tivesse sido com Jesus, mas a verdade é que já tenho acesso a todas as promessas que ele faz para mim. A presença de Eliseu, no entanto, me alertou para o fato de que Deus estava querendo recompensar minha obediência com a unção dobrada, que é o que Eliseu representa nas Escrituras, pois foi ele quem a pediu (ver 2Reis 2:9-10).

(2) *Acabei de me ver respondendo "sim" em um sonho e fazendo uma promessa que, suponho, terei que cumprir!* Isso me lembrou de quando Deus perguntou a Salomão em um sonho o que ele mais desejava, e, em vez de riquezas, Salomão escolheu a sabedoria. Deus, então, lhe

disse que fizera a escolha certa, e acabou dando a Salomão ambas as coisas: sabedoria e riquezas. Em meu sonho, não foi requisitado que eu fizesse essas orações em nenhum tempo específico, nem foi dito qual seria o foco delas. Eu deveria apenas "orar pelos Estados Unidos". Desde aquela época, senti um fardo maior ao orar, um amor maior por meu país e um patriotismo que, de modo geral, encontrou lugar em todas as áreas de minha fé.

Esse sonho e meu *sim* mudaram até meu modo de assistir ao noticiário, porque passei a me sentir menos uma espectadora e mais uma participante, ou mesmo uma espécie de espiã juntando informações de guerra para levar ao meu comandante-chefe. Não que Deus já não conheça o noticiário da noite, mas ele definitivamente quer que se ore a respeito disso, e estou sempre ansiosa para ouvir a opinião dele sobre o relatório do dia. Às vezes, ele concorda com o que vê, outras vezes, não. Mas toda vez o Senhor me mostra sua perspectiva e como posso orar para que sua vontade seja feita na terra como é feita no céu. Minha jornada para cumprir esse voto ao longo dos anos me levou — no meio da noite! — a alguns lugares interessantes. Tive, em sonhos, conversas fascinantes com governadores, presidentes e até com Martha Washington. Cada sonho traz a tarefa de orar pelos indivíduos que aparecem nele, se ainda estiverem vivos, ou por seu legado político, caso não estejam. Ou é assim, ou a sua presença no sonho é uma pequena pista dada por Deus sobre algo que pode estar para acontecer nos Estados Unidos, ligado a algum fato ocorrido no tempo da administração dessas pessoas.

> **Tive, em sonhos, conversas fascinantes com governadores, presidentes e até com Martha Washington. Cada sonho traz a tarefa de orar pelos indivíduos que aparecem nele, se ainda estiverem vivos, ou por seu legado político, caso não estejam.**

Sempre me perguntei se Deus diz a esses líderes falecidos no céu que os está usando, assim como suas vidas e seu legado, para oferecer orientação a alguém que estará intercedendo na terra agora, no século XXI. *Essa* é uma conversa que eu adoraria ouvir, pois sempre fui fascinada com o conceito de Hebreus 12 de uma "grande nuvem de testemunhas" nos observando!

No entanto, amo meus sonhos políticos porque, depois de cada um, experimento uma profunda sensação de satisfação por estar estabelecendo uma parceria com Deus para realizar na terra algo que precisa mesmo ser feito. Por vezes um sonho até me conduz a tarefas que me colocam diante de funcionários do governo, e aí é quando realmente fica divertido. Mas, na maioria das vezes, eu apenas "observo e libero, observo e libero, observo e libero". Sonhe, ore e, mais tarde, assista ao desenrolar no noticiário. Missão cumprida.

Durante os vinte anos seguintes àquele sonho com Eliseu, Deus me mostrou quem ganharia todas as eleições presidenciais e, nas duas últimas, mostrou-me por meio dos sonhos. Com Barack Obama, tive um sonho no dia da eleição no qual o vi sair do Air Force One e acenar para a multidão. Ele estava com roupas coloridas, vestindo um belo traje real africano e exibindo aquele sorriso vitorioso, então, ao acordar, eu soube que ele seria o vencedor. Não votei nele. Na manhã seguinte à eleição, no entanto, fui ao Facebook e o parabenizei, chamei-o de "meu presidente" e prometi orar por ele. E eu certamente mantive essa promessa, oferecendo mais jejuns e orações do que já o fizera por qualquer outro presidente em minha vida. Também fui vê-lo quando veio à minha cidade e levei meus filhos para ensiná-los a respeitar o cargo da presidência e a importância de orar por quem o ocupa.

Em julho de 2016, sonhei com o próximo presidente. Eu estava em oração e jejum a semana inteira por outra intenção, e, ao ir para a cama, disse a Deus que lamentava ter passado todos aqueles dias orando por questões pessoais. Então, pedi-lhe que me revelasse em sonho naquela noite a respeito do que ele desejava que eu orasse. Prometi que dedicaria o resto da minha semana àquilo. Na manhã seguinte, ao acordar, tive um sonho acordado ou uma visão de Donald

Trump sendo empossado como o próximo presidente. Ele tinha uma Bíblia em uma das mãos e erguia a outra em um gesto de juramento, nos degraus do Capitólio, como manda a tradição. Era um dia cinzento e chuvoso, e eu estava posicionada na multidão à sua esquerda. Fiquei atordoada. Não era isso que eu queria dizer quando pedi a Deus que me mostrasse pelo que orar. Mas eu tinha feito uma promessa ao Senhor, então decidi começar a orar de acordo com o que me foi mostrado.

Meses depois, fui convidada para o Café da Manhã Presidencial de Oração Inaugural, e meu congressista, um democrata, abriu os caminhos para que eu participasse da posse. Para meu espanto, quando cheguei à inauguração, me posicionei exatamente no lugar em que estava no meu sonho/visão. Nunca me ocorreu que um dia estaria lá em carne e osso. Presumi que veria aquilo acontecer apenas em sonho, então você pode imaginar minha surpresa quando chegamos e me vi na multidão à esquerda do presidente, assim como eu tinha sonhado. Decerto essas confirmações reforçam a sua fé, e você vai construindo um sonho realizado de cada vez sobre essa fé, ao mesmo tempo que experimenta a intensa paz de saber que está no centro da vontade de Deus.

Esses são apenas alguns exemplos de como tenho usado sonhos, orações e palavras do Senhor para lidar com o mundo do lado de fora da minha janela. Fazer o mesmo o ajudará a encontrar paz, sentir menos medo e não ter que esperar anos para que sua voz seja ouvida por meio de uma urna. Adoro orar pelos meus presidentes e por todos os funcionários do meu governo, e posso identificar imediatamente uma pessoa que não faz isso. Como eu sei? É impossível orar por seus líderes em particular e difamá-los em público. Seu coração se torna sensível àqueles por quem você ora, os sentimentos coléricos se arrefecem dando lugar a sentimentos consonantes com o coração de Deus para com cada um desses indivíduos.

Se você está tendo dificuldade todas as noites para encontrar a paz com o mundo fora da janela do seu quarto, comece com uma oração. Depois, passe a prestar atenção às palavras que profere durante o dia.

Não dá para orar pedindo paz e depois fazer guerra com suas palavras. E isso inclui suas postagens e comentários nas redes sociais.

Como muitas pessoas que têm dificuldade para dormir costumam ficar rolando infinitamente o feed das redes sociais enquanto estão deitadas na cama, eu gostaria de dedicar a próxima seção a orientá-lo sobre como usar essas mídias nesse momento da noite. Não só porque o que você lê na cama influencia a saúde do sono, mas também porque a forma como você responde ao que lê também é importante para a sua reputação. E para a reputação de Deus.

Mídias sociais: o estímulo brilhante

Você está deitado na cama, tentando dormir. Pega seu telefone, acessa as redes sociais e começa a rolar o feed. Essa é uma má ideia porque a luz brilhante atinge seu nervo ótico e faz sua glândula pineal interromper a produção de melatonina. A melatonina é o hormônio do sono, e sem ela você nunca vai dormir. Então, o que você decidiu fazer para tentar dormir está, na verdade, o estimulando e afastando seu sono.

Ofereço uma sugestão: desligue o telefone e ore por sua nação. Ao deixar de lado esse aparelho, você está sinalizando a Deus que está disposto a assumir o fardo de sua nação. Peça a Deus para lhe direcionar enquanto dorme, e comece orando pelo que você deseja que aconteça no mundo ao seu redor... no mundo fora de sua janela!

Como 2020 foi um ano tão desafiador para o mundo, com uma nova pandemia, e um ano tão desafiador para os Estados Unidos, com uma eleição presidencial muito polarizada, eu seria negligente se não desse um exemplo pessoal do que estou descrevendo, com base naquela época em que tantos estadunidenses estavam amargamente divididos. Decidi orar e fazer um jejum parcial pelos quarenta dias que antecederam as eleições de 2020, e não apenas pelo resultado, mas escolher minhas palavras com sabedoria e influenciar os outros da maneira que Deus desejava. Orei por 39 dias antes de escrever qualquer coisa nas redes sociais e, mesmo assim, não postei o que escrevi até o dia da eleição. Esperei até que eu tivesse dois sonhos bem consistentes naquela última semana e me convencer de que eram do Senhor. Mas o que pensei que seria apenas um post sobre eleições logo se tornou uma oportunidade de ensino sobre o poder da oração, no que diz respeito aos sonhos proféticos.

Também senti a necessidade de deixar meus leitores nas redes sociais em paz para que, antes de tudo, ganhassem confiança, uma vez que são pessoas de ambos os partidos e eu tinha a certeza de que àquela altura todos eles já estavam cansados de opiniões políticas.

Televisão: a menor janela do seu quarto

Vamos falar daquela tela que fica no seu quarto, a TV. Cada vez que você olha para ela, está diante de outra janela que pode levá-lo para fora de sua casa, em direção ao mundo. Isso pode ser bom, mas também pode ser ruim, em especial se você é facilmente influenciável e deixa suas emoções se afetarem pelas notícias.

Um excelente exemplo é que tenho memórias bem nítidas das audiências de Watergate, às quais assisti na televisão quando estava na terceira série. Era 1973, e eu tinha sete anos. Isso me influenciou tanto que, quando soube que minha escola estava realizando um concurso de poesia, algo em mim me disse que eu estava pronta para escrever um poema sobre o Watergate. Aqui está o que ainda consigo lembrar dele (e, por favor, seja agradável, imagine uma garotinha lendo para você):

> Uma sala de audiências
> Ocupada tantos dias.
> Era realmente bem chato
> Como tudo acontecia
>
> Então, chegou o juiz
> e ao lado do seu balcão
> disse com voz profunda:
> Alguém protesta? Ou não?

A sala da corte em silêncio
De repente, se ouve um grito
É a Secretária que disse:
Eu protesto! E está dito!

Levantou-se da sua mesa,
empurrando a cadeira
olhou para o seu jornal
E disse, sem brincadeira:

Watergate foi um crime:
um escritório assaltado;
ou [blá, blá, blá, blá, blá, blá]:
telefone grampeado!

Laura Harris, 1973

E isso é tudo que lembro! Nos longos meses de audiências monótonas, eu tinha ouvido algo sobre telefones sendo "grampeados", por isso me saí com aquela última frase. Eu ri alto só de reler! Tirei o terceiro lugar no concurso. Se bem me conheço, fiquei muito insatisfeita com isso, mas é lógico que agora percebo como era peculiarmente ambiciosa para uma criança de sete anos abordar a política (para não mencionar a poesia!). Eu só acho interessante que o noticiário da noite tenha feito com que eu me sentisse uma especialista disposta a arriscar o pescoço e se tornar uma comentarista política.

No entanto, não estamos todos fazendo o mesmo hoje? É arriscado, e espero que minha orientação e exemplos dados aqui ajudem a mostrar como administrar seus sonhos e revelações, caso Deus o chame para compartilhá-los online — ou, como é o meu caso, até na televisão.

Talvez em outro livro, em outra ocasião, eu consiga explicar por que, na minha opinião, esse termo da moda que temos feito circular, *fake news*, possivelmente esteja ligado ao Falso Profeta previsto em Apocalipse 13, ou até ao Falso Profeta em pessoa (o Demônio). Como pessoa da mídia, espero estar errada, mas vejo isso acontecendo exatamente como as Escrituras predizem, e sinto que a coisa caminha nessa direção.

No entanto, eu gostaria de encerrar este capítulo de um jeito positivo; com outro poema que escrevi para incentivar as pessoas a utilizarem o poder da oração e da declaração profética em vez de se preocuparem com o nosso mundo. Você pode ir ao meu canal no YouTube para ver este poema sendo declamado durante um sermão da Eastgate de 19 de fevereiro de 2020, no vídeo que tem o mesmo título do poema [em inglês, "Drain the Skies"] (visite https://youtu.be/c0nm7FAa12U). Nessa apresentação em vídeo, você encontrará imagens convincentes para lembrá-lo de que este poema fala não sobre a carne e o sangue contra os quais estamos lutando ou tentando destronar, mas sim dos principados e das forças espirituais das trevas.

> Drenar os céus
>
> Uma promessa de campanha feita, com pompa e circunstância
> "DRENAR O PÂNTANO!", pediam as pessoas, e se ouvia à distância
>
> Mas nada está sendo drenado, parece só presunção,
> Não há tomada no pântano, essa é a minha conclusão
>
> Não dá para drenar o pântano, veja: não há nada lá
> O conflito que esperamos se trava mesmo no ar
>
> Não lutamos contra a carne nem com os monstros deste mundo
> Mas contra os seres das trevas de um mal profundo
>
> Cada um pensa que é Deus, são raivosos e arrogantes
> Mas os anjos do Senhor lhe fazem guerra incessante

Invisíveis, voam pelos ares, seja na terra ou no mar
Mas só através de nós conseguem governar

Quando baixamos a guarda, sugerem sem alarido
Só realizam seus planos se nós lhe dermos ouvido

Governantes não eleitos; tomam posse sem termo
Eleições manipuladas, juízes de olho enfermo

Mudança nenhuma acontece, apesar do vai e vem
Nenhum charco é drenado, se a estes espíritos ninguém detém

Recontem os votos, devemos exigir
E um a um, faremos cair

Não me importa se com impeachment ou morte
Apenas quero que o mal suma, do sul ao norte
Mas se você duvida da guerra nos céus
Precisa ver, retirar o véu

Política forjada eles chamam de democracia
Mas só há ódio e demagogia

Que Deus nos ajude a recomeçar
Sem esquerda ou direita, para ao centro voltar

Começar de cima, vendo a honra nascer
Um lugar de amparo para quem quiser ver

Sem sabotagem, sem mais destruição
Uma liderança, um homem cristão

Os céus ouvem as nossas orações
Elas fazem a diferença, promovem reconciliações

E as trevas tremem, começam a enfraquecer
Sabem que chegou a hora de sair do poder

O vento traz a boa nova, faz tudo cair
Porque você orou, sem parar de pedir

Ó, Deus, por favor, cure meu país, começando por mim
Mande avivamento, não nos deixe sós assim

Que a capital seja lar do Espírito Santo
Que não seja mais, de demônios o antro

Calem-se os burocratas ao ouvirem a sua voz
Arrependam-se da fraude, da traição atroz

Que sejam batizados e tomados de amor
Que criem leis divinas e não causem mais dor

E eu e você seremos o centro
Porque oramos, seguimos em frente, céus adentro

Então diga aos teus filhos, perpetue a palavra
Não eram os pântanos, eram os céus que eu drenava

Laura Harris

Mais uma vez, responda às questões a seguir. Quando chegar ao fim do livro, use as respostas de hoje para o dia 5 do meu programa "Dez dias para uma vida de sono e sonhos mais profundos" no fim do Capítulo 10.

Questões e oração

1. Cite dois eventos do atual cenário mundial que estão tentando roubar a sua paz.

2. Cite duas maneiras pelas quais você pode começar a compartilhar nas mídias sociais os sonhos proféticos que Deus lhe envia a respeito dos acontecimentos mundiais, incentivando os outros a permanecerem em paz.

Ore em voz alta:

Jesus, oh, como precisamos conhecê-lo melhor como o Príncipe da Paz. Por favor, fale comigo sobre o que está acontecendo no mundo fora da minha janela. Deixe-me entrar em meu quarto apenas para orar, e que isso jamais gere pânico ou estresse. Mostre-me como disciplinar meu uso das mídias sociais enquanto estou em meu quarto e ensina-me a pensar nisso como uma ferramenta de ministério para levar os outros até você e para longe de seus medos. Obrigado por me mostrar como orar pelo mundo usando sonhos proféticos e a oração de discernimento, mas também agradeço por me lembrar de que você é que está no comando e não eu! Em nome de Jesus, amém!

6

AS VOZES NA SUA CABEÇA

Por que, justamente quando você deita na cama à noite, as conversas que teve durante o dia passam como um filme diante de seus olhos? Como um elenco de celebridades, todos os atores da novela daquele dia sobem ao palco, um a um, sob um holofote ofuscante.

A menos que você seja como meu marido e adormeça em trinta segundos. Nesse caso, não há show. Mas eu demoro cerca de cinco minutos para adormecer, durante os quais repasso o dia *e* ensaio o amanhã.

Vamos abordar as vozes que falam no tom mais alto possível todas as noites enquanto você tenta dormir: sua voz, as vozes dos céticos e a voz de Deus.

Sua voz: parando de se revirar na cama

De acordo com o *BuzzFeed* dos Estados Unidos, essas são as 15 principais perguntas que você se faz às três da manhã e depois acaba pesquisando no Google:

1. Qual é a diferença entre hortelã comum e hortelã-pimenta?
2. Qual é a diferença entre manteiga e margarina?
3. Um banho de gelo pode ajudar a perder peso?
4. Quem inventou o bolo de cenoura?

5. Os surdos têm uma voz interior?
6. Se eu comprar um caminhão pela internet, ele é enviado dentro de um caminhão ainda maior?
7. Os helicópteros têm buzinas?
8. Você pode comer o papel no qual o chiclete vem embrulhado?
9. Quem abre a porta para o motorista do ônibus entrar?
10. Existem implantes de pés?
11. Como a pipoca foi descoberta?
12. Qual é a receita secreta do hambúrguer de siri?
13. Um grilo dá azar?
14. As formigas peidam?
15. Por que o xampu abre na parte superior e o condicionador na parte inferior?[19]

Juro que não inventei isso. Talvez você admita já ter feito alguma dessas perguntas. Cheguei perto de fazer a número cinco e a 11. Mas não acredito que essas sejam as perguntas que lhe vêm à mente com mais frequência no meio da noite enquanto tenta dormir. Na verdade, acredito que elas sejam parecidas com essas:

1. Será que Fulano(a) está bravo comigo?
2. Por que eu disse aquilo hoje?
3. Por que deixei de dizer aquilo?
4. Vou conseguir cumprir o prazo?
5. Existe uma maneira rápida de perder peso?
6. Por que não estou conseguindo? O que há de errado comigo?
7. Como posso ganhar algum dinheiro extra?
8. Essa pessoa mudará algum dia?
9. Como posso progredir na vida?
10. É muito tarde para ligar para ele(a)?
11. Ele(a) vai acordar se eu mandar mensagem?

---

[19] Juliana Kataoka, "15 Answers to the Questions You Ask Yourself at 3 A.M.", BuzzFeed.com, 19 de fevereiro de 2017, https://www.buzzfeed.com/julianakataoka/3-am-questions.

12. Como será o amanhã?
13. Por que Fulano não me ligou?
14. Deus vai responder à minha oração?
15. Por que bebi aquela xícara de café depois do jantar?!

Não é mais parecido com o que sentimos? Acho que sim. E o verdadeiro dilema é que você não pode pesquisar nenhuma dessas perguntas no Google. Cabe a você respondê-las, e às vezes apenas entregá-las a Deus e ir dormir, mesmo que ainda não haja resposta. Se você não fizer assim, simplesmente vai ficar revirando na cama, para lá e para cá.

Não vou medir as palavras aqui. A única maneira de silenciar o crítico e o cínico interior é ser transformado pela renovação de sua mente. E a melhor maneira de fazer isso é por meio da Palavra de Deus. Por quê? A resposta está em Hebreus 4:12: "Porque a palavra de Deus é viva e eficaz, mais afiada do que qualquer espada de dois gumes, e penetra até a divisão da alma e do espírito, das juntas e medulas, e discerne os pensamentos e intenções do coração."

A Bíblia não é apenas tinta e papel. As palavras estão realmente vivas e têm o poder de recriar e remodelar todo o seu mundo. Sabemos disso porque são as palavras de Deus, e foram as palavras dele que criaram e moldaram nosso mundo. O Senhor não criou o mundo em que vivemos com uma varinha mágica, com o pensamento ou delegando aos seus anjos o trabalho pesado. Não, as Escrituras mostram, em seu primeiro capítulo, como tudo realmente aconteceu: "E Deus disse: 'Haja luz', e houve luz" (Gênesis 1:3). Ele criou tudo com suas palavras: o sol, a lua, as estrelas, os oceanos, a terra, a vegetação, os animais e até a humanidade. Assim, para sermos mais parecidos com Deus, o ponto de partida — nosso alicerce e nossos blocos de concreto — é chamar as coisas à existência do jeito que ele mesmo fez, e, assim como ele, ter fé em nossas palavras e levar em nossa boca a Palavra do Senhor; ou seja, as Escrituras.

Para identificar as vozes que surgem em sua cabeça todas as noites no escuro do seu quarto, é preciso observá-las, a fim de compará--las com o que Deus diz a seu respeito de sua situação, e para que todo o resto — aquilo que não vem de Deus — possa ser silenciado. Como eu disse antes, a melhor maneira de fazê-lo é ser transformado pela renovação de sua mente. Vemos em Romanos 12:2: "Não vos conformeis com este mundo, mas transformai-vos pela renovação da vossa mente, para que experimenteis qual seja a boa, agradável e perfeita vontade de Deus." Portanto, este capítulo estará cheio de trechos das Escrituras para ajudá-lo a eliminar as vozes na sua cabeça e apenas escutar o que é verdadeiro.

Da próxima vez que você estiver deitado na cama se perguntando como a pipoca foi descoberta e o que poderia fazer para perder peso, preencha sua mente com outra coisa. Em primeiro lugar, se continuar deitado pensando na descoberta da pipoca, logo terá que se levantar para fazer um balde dessa delícia e nunca vai conseguir perder peso! Em vez disso, alimente-se da Palavra de Deus. Ao longo dos anos, reuni os principais versículos da Bíblia que poderão ajudar você a obter 100% de sucesso na arte de renovar sua mente e cultivar novos pensamentos e formas de pensar. Mantenha estes versículos ao lado de sua cama durante a noite e em seu celular durante o dia, e comece a memorizá-los. Deixe que sejam as respostas para qualquer pergunta feita pelas vozes noturnas em sua cabeça, e logo estará a caminho de uma boa noite de sono.

> *Assim sendo, estai com a mente preparada, prontos para agir; alertas, depositai toda a vossa esperança na graça que vos será outorgada na plena revelação de Jesus Cristo* (1Pedro 1:13, KJA).

> *Destruímos vãs filosofias e a arrogância que tentam levar as pessoas para longe do conhecimento de Deus, e dominamos todo o pensamento carnal, para torná-lo obediente a Cristo* (2Coríntios 10:5, KJA).

> *Pensai nos objetivos do alto, e não nas coisas terrenas; pois morrestes, e a vossa vida está escondida com Cristo em Deus* (Colossenses 3:2, KJA).

> *Confia no* SENHOR *de todo o teu coração e não te apoies no teu próprio entendimento. Reconhece o* SENHOR *em todos os teus caminhos, e ele endireitará as tuas veredas* (Provérbios 3:5-6, KJA).

Entrega tuas preocupações ao SENHOR! *Ele te sustentará; jamais permitirá que o justo venha a cair* (Salmos 55:22, KJA).

Deixo-vos a paz; a minha paz vos dou. Não vo-la dou como o mundo a dá. Não permitais que vosso coração se preocupe, nem vos deixeis amedrontar (João 14:27, KJA).

Porquanto, Deus não nos concedeu espírito de covardia, mas de poder, de amor e de equilíbrio (2Timóteo 1:7, KJA).

Quando a angústia já controlava todo o meu ser, teu consolo trouxe tranquilidade à minha alma (Salmos 94:19, KJA).

Mas agora, assim diz Yahweh... "Não temas, porquanto Eu te salvei. Convoquei-te pelo teu nome; tu és meu!" (Is 43:1, KJA)

O coração ansioso deprime o ser humano, mas uma palavra de encorajamento o anima (Provérbios 12:25, KJA).

Tudo posso naquele que me fortalece (Filipenses 4:13, KJA).

Portanto, não desanimamos! Ainda que o nosso exterior esteja se desgastando, o nosso interior está em plena renovação dia após dia (2Coríntios 4:16, KJA).

As vozes dos céticos: silenciando os pessimistas

Por que duvidamos de nós mesmos? Temos todos os motivos para acreditar que teremos sucesso e prosperidade, a menos que alguém nos tenha dito o contrário. É assim que a semente é plantada: *Será que vou conseguir? Eles vão me escolher? Serei feliz? E se me rejeitarem?* Você tenta tirar esses questionamentos da sua cabeça, mas eles inevitavelmente o assombram, sobretudo quando está deitado no escuro tentando ter um sono tranquilo.

Você precisa se convencer de que é o indivíduo que Deus afirma que você é, pois só assim nenhuma outra voz entrará em sua mente e mudará seus pensamentos. E essas vozes céticas vêm dos lugares mais inusitados, quando você menos espera. Talvez venha de um vendedor que olhe para você com ar de julgamento por precisar de um manequim maior. Você vai para casa e fica desconfortável com sua aparência. Lógico, se você tem problemas com o peso, precisa resolvê-los para o bem da sua saúde, mas tem o direito de se vestir bem e ter a melhor aparência que desejar.

Talvez venha de um vizinho que não concorda com a forma como você cria seus filhos. Você tem a sensação de que essa pessoa o critica pelas costas, e consegue sentir o olhar recriminador dela ao caminhar do carro até a porta da frente. Fui abençoada com bons vizinhos com os quais convivo há mais de 25 anos. Embora, durante todo esse tempo, eu tenha visto muitas famílias novas chegarem e partirem da vizinhança, e sei que talvez não concordassem totalmente com a minha forma de criar meus filhos. Decidi educar todos os seis em casa, em *homeschooling*, e nossa casa era um lugar movimentado e barulhento. Meus filhos eram respeitosos e amáveis, mas também eram performáticos e criativos e estavam sempre filmando algo maluco — seja do telhado, pendurados no carro ou correndo entre as árvores. Se não estavam filmando, estavam cantando, dançando, escrevendo ou tirando fotos.

Mas o que você faz se os rostos hostis e as vozes desencorajadoras que vê e ouve em sua cabeça à noite não são de um vendedor de loja ou de um vizinho aleatório? E se as palavras desencorajadoras saíssem diretamente da boca de uma irmã, um irmão, um cônjuge, um filho, um professor, um pastor ou alguém que você tem como herói? Essas vozes são um pouco mais difíceis de calar. O que você realmente precisava em relação àquelas pessoas eram palavras de incentivo e afirmação, especialmente se estivesse travando alguma batalha, mas tudo o que conseguiu foi desânimo e rejeição. Caso ninguém ainda tenha lhe dito isso, vou dizer aqui:

Eu sinto muitíssimo.

Talvez esse seja o único pedido de desculpas que você vai receber, então saboreie-o. Mas lhe ofereço esse pedido do fundo do coração. Na verdade, se eu pudesse pular das páginas deste livro ou da tela em que você está lendo estas palavras e lhe dar um abraço, eu faria isso! Você merecia coisa melhor e deveria ter pelo menos, no mínimo, recebido um abraço e ser parabenizado por tudo o que superou.

As pessoas costumam dizer que sou confiante e inabalável quando estou em uma missão ou enfrentando uma tarefa considerada impossível. Na verdade, não me tornei essa pessoa lendo um livro sobre autoestima, mas sim depois de me sentar com Deus e permitir que ele me apoiasse, quando os outros não perceberam minhas primeiras realizações e só me rejeitaram. Da próxima vez que você for rejeitado, substitua a mágoa em seu coração por piedade daquelas pessoas que nunca foram apoiadas e, portanto, não têm ideia de como fazer isso. São céticas quanto à possibilidade de seu sucesso, porque na verdade são céticas em relação a si mesmas.

Tenho observado essa verdade há décadas. As mesmas pessoas que me desestimularam quando eu tinha entre vinte e trinta e poucos anos, que não conseguiam dar nem um sorriso sequer ou dizer um "que bom!", são infelizes até hoje, décadas mais tarde. Estão tristes e não se sentem realizadas. Então, da próxima vez que uma dessas pessoas decepcionar você com sua desaprovação, decida que está indisponível para a decepção porque você tem um *compromisso* com Deus. Sente-se com o Senhor e permita que ele lhe mostre quanto orgulho sente de você. Ele ainda lhe dará um bom feedback e muitas ideias para seu crescimento e aperfeiçoamento, e tudo isso sem nenhum cinismo ou condenação.

Da próxima vez que você for rejeitado, substitua a mágoa em seu coração por piedade daquelas pessoas que nunca foram apoiadas e, portanto, não têm ideia de como fazer isso.

Minha cabeça está tão repleta de palavras de incentivo vindas do meu Pai celestial que os opositores que aparecem em minha vida não me atrapalham ou me incomodam nem um pouco. Na verdade, por terem percebido como reajo às suas ações, todos eles desapareceram completamente do meu caminho. Ninguém mais tenta desencorajar Laura Harris Smith. É isso. Simples assim. Não funciona mais.

Sim, sou casada com um homem maravilhoso que me apoia em tudo que faço, mas que tende a ficar sempre quieto. Quando peço a opinião dele (e deixe-me acrescentar: a maioria das mulheres não quer *ter que* pedir a opinião do marido), ele geralmente diz algo gentil como: "Achei ótimo!" E eu também tenho um monte de filhos que me encorajam, mas quando eles são crianças, ainda estão desenvolvendo inteligência emocional. E quando adultos, ficam ocupados demais usando essa inteligência na própria casa! Na verdade, como eu mesma sou uma incentivadora capaz de ir a extremos para manter as pessoas encorajadas, às vezes acho que fico vulnerável a decepções por criar expectativas muito altas em relação a esses limites do encorajamento.

Mas nunca farei o papel do cético na vida de ninguém. Sempre serei uma entusiasta. Sou realista e vou dizer a verdade e tecer críticas construtivas quando for a hora certa. Se eu me tornar sua amiga, no entanto, saiba que você estará comigo por toda a vida e serei sua maior incentivadora. Você pode até decidir me abandonar ou me machucar, mas ainda assim vou encontrar algo bom para dizer a seu respeito.

Quero ser sua maior incentivadora também, querido leitor. Quero ajudá-lo a calar a voz dos céticos em sua vida e, sobretudo, não quero que eles gritem com você na hora de se deitar em paz, ouvir a Deus e descansar. Na verdade, se alguma situação se tornar crítica, pode ter certeza de que não foram apenas aquelas pessoas ao seu redor que o desencorajaram; elas podem ter sido usadas pelo próprio diabo para tentar impedi-lo de ter acesso ao seu futuro. Se tais pessoas sempre o rejeitarem e até o abandonarem, então louve a Deus, porque ele lhe fez um grande favor.

Sou uma amiga leal. Odeio ver um relacionamento rompido, e, quando isso acontece, nunca parte de mim. Mas hoje já tenho idade suficiente para saber que quando vivenciamos um rompimento — geralmente envolvendo alguém que conhecemos em nosso ministério e que acaba deixando a igreja de um jeito não muito amigável —, o Senhor estava fazendo um enorme favor a nós e à igreja eliminando essa pessoa do convívio. Note que eu não disse que a pessoa partiu. Geralmente é o Senhor que move essas pessoas para o *nosso* bem e para a proteção da igreja.

Tente olhar para aqueles que se afastam da sua vida da mesma maneira e concentre suas energias em cercar-se de pessoas mais positivas e que o incentivem. Dedique em especial, obviamente, um tempo extra para se sentar com o Senhor e descobrir o que ele mesmo pensa de você.

Vou lhe dar um exemplo de como às vezes se deve buscar a ajuda de Deus para silenciar os opositores; e quero detalhar e lhe falar por um momento, se você for mulher. Pesquisas recentes mostram que 78% dos meus seguidores nas redes sociais e quase 90% dos meus clientes virtuais são mulheres. Então, deixe-me usar este espaço para incentivá-la a algo, leitora. (Se você for homem, estou prestes a lhe oferecer algo também: uma visão a respeito de como encorajar as mulheres em sua vida, especialmente aquelas que têm um coração desejoso de servir a Deus e que estão esperando apenas um empurrãozinho.)

Em 2001, o pastor titular e os presbíteros da minha igreja anterior se aproximaram de mim e me convidaram para ser ordenada ao ministério. Meu sexto filho ainda usava fraldas e eu estava dando aulas em casa para cinco crianças; ainda assim, aqueles líderes viram algo em mim que, segundo eles, precisava ser reconhecido. Ao aceitar o voto de orar pelos Estados Unidos, como lhes contei, por ocasião daquele sonho no qual me encontrei com o profeta Eliseu na caverna, as portas começaram a se abrir para que eu levasse outros a fazer o mesmo. Depois de ler o livro de Cindy Jacobs, *Possessing the Gates of the Enemy* [Dominando os portões do inimigo] (Chosen, 1994) no final da década de 1990, eu estava dando apenas meus primeiros passos no estudo do tema da intercessão e me sentia determinada a me lançar no mundo da oração, pensando que talvez fosse algo que eu pudesse fazer em casa, mesmo rodeada de crianças.

Então, um dia, decidi pegar o telefone e entrar em contato com os Generais da Intercessão, a rede de oração de Cindy e Mike Jacobs, agora chamada Generals International, ministério muito prestigiado nos Estados Unidos. Eu já conhecia a Rede de Oração Estratégica dos Estados Unidos, a USSPN (que na época era a Rede de Guerra Espiritual dos Estados Unidos, a USSWN), e buscava mais informações. Eu só queria saber quem era o coordenador do estado do Tennessee e onde poderia me inscrever para participar das reuniões de oração ao nosso governo local e ao país. Para minha surpresa, como resposta, recebi um fax (sim, isso aconteceu há muito tempo) me oferecendo o cargo de coordenadora estadual, já que essa posição ainda não havia sido ocupada no estado!

Eu realmente não me achava capaz de assumir essa posição, me sentia totalmente desqualificada. Mas aprendi algo sobre mim durante esse tempo. Descobri que tenho a capacidade de reunir pessoas em torno de um propósito. E se você consegue fazer isso, com certeza atrairá pessoas para essas reuniões, e elas vão preencher as lacunas que existem com seus talentos e com a unção que você precisa para realizar um trabalho. Antes que me desse conta, já estava embalando um bebê (naquela época, parecia que eu sempre tinha um bebê para amamentar...) e pegando um avião para participar de reuniões com Cindy Jacobs e todos os outros coordenadores estaduais. Eu geralmente levava minha filha em idade escolar mais avançada, Jessica, que era uma ajudante incrível com minha bebê, Jenesis, mas também era uma intercessora bastante perspicaz. Em pouco tempo, os líderes da igreja quiseram me ordenar, principalmente para afirmar o que já observavam Deus fazendo em minha vida. Meu marido ficou emocionado e meus amigos da igreja me aplaudiram, mas fora desse círculo havia críticas... ou silêncio absoluto. Estávamos nessa igreja carismática há apenas oito anos e ainda tínhamos amigos nos círculos denominacionais conservadores de onde tínhamos saído. Nenhuma dessas pessoas achava que minha ordenação era bíblica. Ninguém me disse isso diretamente, mas os convites para almoçar começaram a desaparecer. O mesmo aconteceu com os convites, antes tão frequentes, para palestras em circuitos de conferências.

Uma grande cadeia conservadora de livrarias cristãs até parou de vender um livro que eu havia escrito — tudo porque eu agora era uma ministra ordenada. Eu ainda era a mesma mulher e autora, com o mesmo estilo de escrita, só que agora eu era uma herege. Curiosamente, anos depois essa mesma livraria fechou, e até hoje meu marido diz que é porque eles não vendiam meus livros (o que eu duvido, mesmo apreciando o carinho dele).

Quando eu estava prestes a recusar o convite para a ordenação, meu marido escreveu uma carta para minha família relatando o que as Escrituras dizem sobre esse tema e pedindo-lhes que orassem por mim e que, por favor, comparecessem à ordenação, o que felizmente todos fizeram. E meu precioso pai, que era filho de um pregador batista, me disse: "Querida, tudo que peço é que você nunca faça o *seu sermão*. Lembre-se sempre de que é o sermão do Senhor; e se não for assim, você não deveria estar pregando."

É por isso que até hoje nunca digo que uma conferência ou um ensinamento é *o meu sermão*. Escorreguei uma ou duas vezes, mas tento manter essa promessa que fiz ao meu pai. Também me lembro de um dos primeiros sermões que preguei, quando ele dirigiu por dez horas só para me ouvir. Jamais esquecerei a maneira como meu pai aceitou caminhar por um território totalmente novo para ele, sempre me incentivando e apoiando. E todo livro que eu escrever levará o sobrenome dele na capa, Harris, porque tenho orgulho de ser sua filha.

Ainda assim, meu pai fazia parte da pequena minoria em minha vida que reagia bem diante de uma ministra ordenada. Talvez, como mulher, você esteja no ministério — ou queira estar — e não tenha a seu lado pessoas que a incentivem ou não faça a mínima ideia de por onde começar. Você tem três escolhas: (1) Ceder ao medo, desistir e nunca encontrar seu verdadeiro destino. (2) Tornar-se uma feminista que odeia homens e derrubar todas as portas fechadas, colecionando inimigos pelo caminho. Ou (3) descobrir o que a Palavra de Deus diz sobre as mulheres que servem no exército dele, caminhar com confiança em direção à liderança e ir subindo as fileiras.

Gostaria de lhe oferecer apenas alguns exemplos de mulheres em ministérios influentes, retirados das Escrituras:

- Débora julgou (juíza) (ver Juízes 4:4).
- Hulda profetizou (ver 2Reis 22:14).
- Febe foi uma diaconisa (ver Romanos 16:1).
- As profecias de Miriam conduziram Israel (ver Êxodo 15:21).
- Priscila pastoreou com o marido, Áquila (ver 1Coríntios 16:19).
- Ester guiou um reino e salvou uma nação (ver o livro de Ester).
- Deus colocou o Salvador do mundo no ventre de uma mulher, Maria (ver Mateus 1:23).
- Joel e Pedro disseram que nossos filhos *e* filhas profetizariam (ver Atos 2:17).
- Paulo instruiu as mulheres sobre o que vestir na igreja *ao* profetizar — e não *se* profetizassem (ver 1Coríntios 11:5).
- O Evangelho foi pregado pela primeira vez por meio de mulheres que correram ao ver o túmulo vazio (ver Mateus 28:1-8).
- Trifena, Trifosa e Pérside eram mulheres que "trabalharam arduamente no Senhor" (ver Romanos 16:12).

Acho que tenho um modo um tanto reflexivo de abordar as críticas. Tento me abrir ao fato de que a crítica pode estar correta e considero o que está sendo dito, então começo a observar se ela está de acordo com a Palavra de Deus ou se apresenta alguma verdade. Em outras palavras, quando estou tentando investigar algumas das minhas questões nas Escrituras para um sermão ou uma conversa, me desligo da vida online e procuro esmiuçar as Escrituras em busca de respaldo para o ponto de vista que despontou em minha mente. Na verdade, entro na cabeça do cético e tento refutar o que considero verdadeiro. Acho que você poderia dizer que isso é o oposto da apologética. Se, depois de fazer isso tudo, eu chegar à conclusão de que estava certa, nunca vacilarei ou poderei ser convencida do contrário. Foi o que fiz com o tema das mulheres no ministério, e foi só depois disso que tive certeza de que era Deus mesmo quem me oferecia aquela oportunidade.

Vamos tentar demonstrar minha abordagem com apenas algumas das vozes céticas que ouvi em minha mente quando dava meus primeiros passos no ministério. Uma delas me disse: *Mas o que dizer de 1Timóteo 2:12: "E não permito que a mulher ensine, nem exerça autoridade sobre o homem. Esteja, portanto, em silêncio"?* Nós, mulheres, devemos reconhecer o que está escrito e obedecer, então vamos olhar para as origens das expressões "ensinar" e "estar em silêncio". A palavra grega para *ensinar* aqui é *didasko* e significa "proferir discursos didáticos".[20] *Didático* significa "instruir excessivamente ou ensinar em um grau excessivo". *Didasko* é uma forma prolongada do verbo *dao* e indica uma ação perpétua e contínua (a de ensinar). Assim, Paulo não estava dizendo que uma mulher não pode ensinar aos homens; mas sim que ela não pode se exceder nessa atividade ou fazê-lo continuadamente, o que justificaria o trecho "nem exerça autoridade sobre um homem".

Quanto a "estar em silêncio", é do grego *hesuchia* e significa "ser aquele que não se intromete oficiosamente".[21] Vem da raiz *hesuchios*, que significa "tranquilo, pacífico". Assim, toda essa passagem é uma ordem para que as mulheres sejam pacíficas e que não tentem roubar a cena durante os cultos da igreja, não sejam intrometidas ou se autodenominem figuras de autoridade na vida dos homens.

Outra pergunta na minha cabeça era: *E quanto a 1Coríntios 14:34 [NVI], "Permaneçam as mulheres em silêncio nas igrejas, pois não lhes é permitido falar"?* Quanto a permanecer em silêncio, Paulo havia acabado de dizer às mulheres de Corinto no capítulo 11 o que vestir ao profetizar em um culto na igreja, então, exigir silêncio absoluto três capítulos depois seria contraditório. Quanto a falar com as mulheres a respeito de cobrirem suas cabeças, as prostitutas coríntias eram as únicas mulheres na sociedade que não usavam véu, então Paulo não queria que as mulheres da Igreja primitiva tivessem que lidar com acusações de insubordinação (ou coisa pior) quando começassem a

---

[20] Blue Letter Bible Lexicon, "didaskō" (Strong's G1321), https://www.blueletterbible.org/lang/lexicon/lexicon.cfm?Strongs=G1321&t=KJV.

[21] Blue Letter Bible Lexicon, "hēsychios" (G2272), https://www.blueletterbible.org/lang/lexicon/lexicon.cfm?t=kjv&strongs=g2272.

dizer algo no culto. Mas é inegável que esta passagem *diz* expressamente que as mulheres não devem falar, então como lidamos com essas palavras hoje? Nós obedecemos! Mas... Voltemos ao grego, a língua em que o mandato foi dado, para ver como obedecer a ele integralmente. "Falar" corresponde à palavra grega *lalein*, que pode ser traduzida como "falar imprudentemente, tagarelar, balbuciar, conversar ou emitir um som inarticulado".[22] Paulo não estava dizendo para as mulheres permanecerem caladas na igreja, mas para nunca falarem de forma imprudente ou inarticulada, e não balbuciarem ou tagarelarem durante um culto. Isso não deveria servir para todos nós, homens ou mulheres?

Além disso, em 1Coríntios 14:33-35, Paulo continua dizendo que se uma mulher tiver dúvidas durante o culto na igreja, ela deve perguntar ao marido em casa. Se vamos interpretar isso literal e consistentemente, as mulheres não devem ser impedidas apenas de ensinar e ter autoridade na igreja, mas também até de fazer perguntas. Você conhece alguma igreja que rejeitaria uma mulher que tivesse questões espirituais e a mandaria para casa para perguntar ao marido? E as mulheres solteiras? Elas estão apenas sem sorte? Nunca vão aprender e crescer? É óbvio que devemos considerar o contexto deste versículo, o que nos ajudará a aplicar melhor essas instruções hoje. Lembre-se de que em 1Coríntios 11, Paulo havia acabado de dizer que, quando uma mulher ora ou profetiza na igreja, ela deve ter a cabeça coberta. Obviamente, para uma mulher orar ou profetizar na igreja, certamente ela precisa falar. Então, aparentemente, Paulo sentiu que não apenas era permissível, mas proveitoso para as mulheres orarem e profetizarem em voz alta na igreja, desde que cobrissem a cabeça (o que algumas denominações interpretam literalmente como um chapéu, e outros indivíduos, como eu, acreditam que significa um marido

---

[22] Blue Letter Bible TR Concordance, "λαλεῖν" (ou "lalein", G2980), https://www.blueletterbible.org/lang/lexicon/inflections.cfm?strongs=G2980&t=KJV&ot=TR&word=λαλεῖν. Veja também https://biblehub.com/greek/lalein_2980.htm, bem como *Liddell and Scott's Greek-English Lexicon* (resumido), "lalein", e Malcolm Horlock, "1 Corinthians 14 (3)", https://www.preciousseed.org/article_detail.cfm?articleID=53.

ou qualquer outra cobertura espiritual). Após toda essa análise, o que poderia significar quando, capítulos depois, Paulo diz que é vergonhoso que as mulheres falem na igreja? Se deixarmos as Escrituras interpretarem as Escrituras, veremos, no contexto da própria carta de Paulo em seu original grego, que, como afirmei anteriormente, as mulheres nunca devem *lalein*: balbuciar, tagarelar ou falar imprudentemente na igreja. Deus é muito rigoroso quanto a isso, e eu mesma tenho notado, em décadas de experiência na igreja, que as mulheres têm enfrentado mais problemas com isso. Que nós, como mulheres, levemos a sério essa passagem para guardar nossa língua enquanto estivermos na casa do Senhor, e especialmente quando usarmos nossa voz em um culto na igreja. Que o mesmo seja dito de nossos irmãos.

Meus livros são lidos em todo o mundo, inclusive em lugares onde as mulheres são rainhas, primeiras-ministras e exercem muitos outros cargos, e certamente não desejo ofendê-la com a declaração que farei a seguir se você tiver uma pastora sênior, ou se você mesma for uma. Mas quero lhe dizer que, como uma ministra ordenada que profetiza, eu me sinto mais obediente às Escrituras quando sirvo em submissão ao meu marido. Durante muito tempo, eu só conseguia subir ao púlpito da Eastgate três ou quatro vezes por ano. Há cerca de dois anos, nossa equipe pastoral solicitou que eu começasse a participar do revezamento regular, então atualmente estou no púlpito todo mês. Este é o lugar no qual desembarcamos depois de passar anos estudando a integralidade das Escrituras em grego e hebraico, inclusive contextualmente.

Da mesma maneira, considere as nações que são lideradas por mulheres, como primeiras-ministras ou rainhas. Homens britânicos, por exemplo, devem receber revelações que não chegam aos homens estadunidenses, pois muitos destes deixariam os Estados Unidos caso uma mulher fosse eleita presidente por lá! Ou seriam críticos contumazes. Deus deve estar honrando a famosa oração "Deus salve a rainha!", porque Elizabeth exerceu sua soberania sobre o Reino Unido, o Canadá, a Austrália, a Nova Zelândia, a África do Sul, o Paquistão, o Sri Lanka e um total de 32 nações durante seus setenta anos no trono.

Em resumo, se você é um homem e foi conduzido por uma mulher à Oração do Pecador diante do Senhor, ou foi salvo depois de ouvi-la pregar, não lhe será negada a entrada no céu. Nem deve desistir de seus diplomas se já teve uma professora no ensino médio ou na faculdade. Você também não precisa mudar de canal ou se sentir culpado se estiver aprendendo algo com Beth Moore, Joyce Meyer ou mesmo comigo. Ou com sua preciosa mãe ou sua amada esposa! Talvez o melhor argumento para que as mulheres estejam no ministério seja que nosso Deus é sábio e nunca seria tolo a ponto de dispensar metade do seu exército. Ele precisa que todos nós arregacemos as mangas e façamos a obra do Evangelho. Relembremos Gálatas 3:28: "Não há nem judeu nem grego, não há nem escravo nem livre, não há homem ou mulher, pois vocês são todos um em Cristo Jesus."

Então estabeleça para si mesmo, em sua mente, aquilo que Deus diz a seu respeito enquanto mulher, se foi chamada ao ministério, ao mercado de trabalho ou à maternidade. A opinião de Deus é a que mais importa a seu respeito. Quando deitar a cabeça no travesseiro esta noite, por que não perguntar ao Senhor o que ele pensa? Quem sabe o que você vai ouvir? Ou sonhar? Mas posso garantir que a sua resposta virá.

A opinião de Deus é a que mais importa a seu respeito. Quando deitar a cabeça no travesseiro esta noite, por que não perguntar ao Senhor o que ele pensa?

A voz de Deus: a única que importa

Finalmente, vamos falar da única voz que você precisa ser capaz de reconhecer prontamente: a voz de Deus. Faça chuva ou faça sol, no vale ou no cume da montanha, nos momentos bons ou ruins, a voz dele precisa ser aquilo que a tudo ultrapassa e o faz se concentrar em sua fé. Imediatamente.

Talvez você diga que nunca ouviu a voz de Deus. Talvez até tenha escutado no passado, mas já faz muito tempo. Talvez a tenha escutado ainda esta manhã. Qualquer que seja o seu caso, sei que todos concordamos que queremos ouvir mais a Deus. Mas como?

Você e eu devemos perceber que o Senhor fala de muitas maneiras diferentes. Por meio de sonhos e visões. Em sussurros ou em um encontro. Através dos sermões que você ouve na igreja ou na internet. Através de seus profetas. Ou de quem ele quiser, até de um jumento.

E através da natureza, até MESMO do clima (afinal, ele é o homem do tempo por excelência). Mas Deus também pode usar música secular, filmes ou o que for, de outdoors a adesivos. Não é diferente de qualquer outro relacionamento em sua vida. Você tem uma amiga que gosta de lhe enviar cartões ou e-mails encorajadores, outra que gosta de falar ao telefone, outra que adora lhe enviar flores e outra ainda que gosta de se sentar com você e conversar pessoalmente. Deus é todos esses amigos reunidos em um. Tudo o que devemos fazer é estar abertos para recebê-lo quando ele falar — e da forma que ele achar melhor —, e então responder com fé.

Na maioria das vezes, quando as pessoas me perguntam como ouvir a Deus, o que elas estão realmente perguntando é como diferenciar entre o que são apenas seus próprios pensamentos e o que é realmente a voz divina. Já falamos bastante da sua própria voz em sua cabeça, que podem muitas vezes deixá-lo preocupado. Você sabe bem como ela ressoa e como ela o faz sentir. Em seguida, conversamos sobre as vozes dos céticos que o rodeiam e até das vozes de seu inimigo, o diabo; e elas o deixam inseguro e assustado. O som dessas vozes também lhe é bastante familiar. Então, o que você deve fazer, quase que por um processo de eliminação, é começar a reconhecer a voz de Deus como o incentivador em sua vida. E quando digo Deus, na verdade quero dizer o Pai, o Filho e o Espírito Santo. Cada um deles fala com você. Cada um deles o encoraja. De fato, alguns dos nomes de Deus (particularmente do Espírito Santo) são: Consolador, Ajudador e Maravilhoso Conselheiro. E eles nunca vão se contradizer, porque têm uma só voz. Se a voz que lhe falar for mesmo a de

Deus, ela nunca vai divergir das Escrituras e realizará pelo menos um destes 12 pontos:

- Guiá-lo em toda a verdade (ver João 16:13)
- Discipliná-lo (ver Hebreus 12:10)
- Convencê-lo, mas não condená-lo (ver Romanos 6)
- Trazer salvação e cura (ver Romanos 10:9-10; 2Timóteo 3:15)
- Lembrá-lo do amor de Deus (ver João 13:1)
- Incentivá-lo (ver Romanos 12:1; Judas 1:3)
- Aumentar sua fé (ver Romanos 10:17)
- Trazer as Escrituras à sua mente (ver João 14:26)
- Confortá-lo (ver Salmos 23:4; João 14:16)
- Adverti-lo (ver Atos 21:4, 10-14; Efésios 6:4)
- Edificá-lo (ver Efésios 4:12)
- Instruí-lo na justiça (ver 2Timóteo 3:16)

Embora cheguemos a Jesus pela fé, só crescemos nele o conhecendo aos poucos, construindo um relacionamento. Hebreus 5:14 (KJA) diz que as pessoas espiritualmente maduras "pelo exercício constante da fé tornaram-se capazes de discernir tanto o bem quanto o mal". E com essa maturidade para discernir o bem e o mal vem o verdadeiro dom de aprender a reconhecer a voz do Senhor em todas as suas formas. E sabemos que Deus deseja que você reconheça a voz dele, porque nos deparamos 15 vezes no Novo Testamento com a seguinte frase: "Aquele que tem ouvidos para ouvir, ouça!" Tanto Mateus, quanto Marcos, Lucas e João usam essa espécie de *slogan*. Toda vez que o ouço, fico alerta! Imagine se você pudesse ouvir a voz de Deus tão nitidamente que nunca mais tomasse uma decisão ruim, nunca mais se envolvesse em um relacionamento infeliz, nunca mais fizesse uma compra imprudente e jamais aceitasse maus conselhos novamente. Você não poderia reconhecer aquela voz e não ter um desejo interno de obedecer a ela. E uma notícia melhor ainda é que Deus também conhece a sua voz. Esta é a verdadeira razão pela qual o cristianismo não é uma religião, e sim um relacionamento. E no minuto em que o transforma em uma religião, você perde a intimidade que Cristo quer desfrutar contigo. Ele quer surpreendê-lo, maravilhá-lo e fazê-lo sorrir. Quer tirar o seu fôlego.

Aqui está uma lista de dez coisas que Deus diria a você, e todas elas são encontradas nas Escrituras. Talvez Deus não lhe dirá com estas exatas palavras, mas, ao lê-las, você perceberá o tipo de encorajador que o seu Deus é, e então será capaz de reconhecê-lo quando ele falar:

Mas Jesus, fixando o olhar neles, revelou-lhes: "Isso é impossível aos seres humanos, mas para Deus todas as coisas são possíveis." (Mateus 19:26, KJA)

Entretanto, ele me declarou: "A minha graça te é suficiente, pois o meu poder se aperfeiçoa na fraqueza." Sendo assim, de boa vontade me gloriarei nas minhas fraquezas, a fim de que o poder de Cristo repouse sobre mim (2Coríntios 12:9, KJA).

Ora, não te ordenei: Sê forte e corajoso? (Josué 1:9, KJA)

E eu rogarei ao Pai, e ele vos dará outro Advogado, a fim de que esteja para sempre convosco (João 14:16, KJA).

Ainda que caiam mil ao teu lado e dez mil à tua direita; tu não serás atingido (Salmos 91:7, KJA).

Ao vencedor, eu lhe concederei que se assente comigo no meu trono, assim como eu venci e me assentei com meu Pai no seu trono (Apocalipse 3:21, KJA).

Ao vencedor, aquele que permanecer nas minhas obras até o fim, eu lhe darei autoridade sobre as nações (Apocalipse 2:26, KJA).

Contudo, sempre estou diante de ti; portanto, tomas a minha mão direita e me susténs (Salmos 73:23, KJA).

Nenhum instrumento forjado contra ti terá êxito. Toda língua que se levantar contra ti em julgamento tu a provarás culpada. Tal será a herança dos servos de Yahweh, e esta é a defesa que faço do nome deles!" Oráculo do SENHOR (Isaías 54:17, KJA).

Eu vos preveni sobre esses acontecimentos para que em mim tenhais paz. Neste mundo sofrereis tribulações; mas tende fé e coragem! Eu venci o mundo (João 16:33, KJA).

Novamente, responda às questões a seguir. Quando chegar ao fim do livro, use as respostas de hoje para o dia 6 do meu programa "Dez dias para uma vida de sono e sonhos mais profundos" no final do Capítulo 10.

Questões e oração

1. Cite dois pensamentos que você tende a ruminar à noite.
2. Cite uma voz em sua cabeça que você precisa silenciar.

Ore em voz alta:

Deus, eu quero apenas uma voz em minha mente, a sua. Através do seu Espírito Santo, você me capacitou a silenciar aqueles que duvidam de minhas habilidades e a lançar todas as minhas preocupações sobre você. Que eu possa recorrer à sua Palavra quando estiver ansioso e me importar mais com a sua opinião sobre mim do que com a dos outros. Neste momento, faço uma pausa para perdoar aqueles que me feriram, julgaram mal ou me impuseram limites. Hoje, escolho ouvir apenas a sua voz, que me incentiva. Que a sua seja a última voz que ouvirei ao adormecer todas as noites, e a primeira voz que ouvirei todas as manhãs ao começar um novo e venturoso dia! Amém!

7
O LIXO EMBAIXO DA SUA CAMA

Neste momento, estou em minha cama com meu laptop. Quando escrevo por longos períodos, ou fico na minha cama ou na minha bicicleta ergométrica com mesa. Em 2019, pedalei cerca de 145 quilômetros enquanto escrevia *Get Well Soon: Natural and Supernatural Remedies for Vibrant Health* [Fique bem logo: remédios naturais e sobrenaturais para uma saúde vibrante] (Chosen, 2019) na mesa da minha bicicleta. Minha editora, Trish, depois de ouvir falar da minha bicicleta, também comprou uma e pedalou alguns muitos quilômetros enquanto editava o livro. Nós duas *voamos* por aquelas páginas, provando que a bicicleta que aparecia na capa do livro era pura providência.

Quanto a este manuscrito, só uma parte dele foi redigida na mesa da bicicleta (você descobrirá o porquê no Capítulo 10), então esta noite estou na cama escrevendo este capítulo, "O lixo embaixo da sua cama". E essa frase me fez pensar: que tipo de lixo guardo embaixo da *minha*? Anos atrás, coloquei minha cama sobre alguns suportes e assim abri espaço para guardar coisas. (Lembre-se, essa foi minha dica número 10 para você organizar seu quarto: "Coloque suportes plásticos para criar espaço de armazenamento debaixo da cama.") Admito, tenho agora muitos itens descansando embaixo de mim, em sua maioria quadros e pinturas antigas emolduradas os quais prefiro não expor ao calor e ao frio da garagem. Para meu marido, é tudo porcaria. Para mim, é arte.

Você sabia que o mesmo acontece com nosso lixo emocional? Você sempre terá uma explicação perfeita a respeito das razões pelas quais se apega a todos os seus medos e rancores. Tornou-se uma forma de arte. Mas alguém mais objetivo pode facilmente olhar embaixo da sua "cama" e chamar aquilo tudo de lixo. Vamos examinar algumas das emoções que o mantêm acordado e o impedem de ter uma boa noite de sono e, pior, até influenciam seus sonhos, sua saúde e seu destino. Primeiro, enfrentaremos nosso medo.

Medo: escondido à vista de todos

A amígdala sempre foi considerada uma sub-região do cérebro que funciona principalmente como um centro de processamento do medo, mas hoje também se acredita que ela processa diversas outras emoções. Temos esse pequeno pedaço em forma de amêndoa no nosso cérebro processando um turbilhão constante de emoções, praticamente 24 horas por dia, sete dias por semana, graças à mídia a que estamos constantemente expostos; então não é de se admirar que nosso cérebro esteja no limite.

Você não consegue assistir à TV sem levar uma intensa chicotada emocional. Histórias e mais histórias cheias de catástrofes e envolvendo maus atores. (Com todo o respeito aos amigos atores dos meus anos de teatro.) Já parou por um momento para considerar o que acontece em seu cérebro enquanto você recebe o bombardeio de más notícias, a rajada de negatividade, desferida por apenas *um* programa? Na noite passada, assisti ao noticiário para testar e resolvi fazer umas contas. Em meia hora, ouvi falar de dois assassinatos, um sequestro de crianças, dois escândalos envolvendo processos judiciais, uma pessoa desaparecida, um desastre climático/natural, dois divórcios de celebridades e quatro discursos políticos. E foi como uma enorme sequência de quebra dos Dez Mandamentos... Lá foi o sétimo mandamento por água abaixo! O nono também... Um assassinato... Ah, lá se foi o quinto! E o sexto! E tudo isso porque temos uma enorme dificuldade em observar o primeiro: "Não terás outros deuses diante de mim" (Êxodo 20:3). Só porque uma pessoa com boa aparência em um estúdio bem projetado e vistoso está apresentando essas notícias com uma voz calma e racional, não pense que seu cérebro não está sendo afetado negativamente. Porque está, sim.

Ninguém quer se sentir deprimido e triste. Ninguém quer viver com medo ou se tornar amargurado. Ninguém quer se sentir ansioso e preocupado. Mas quase todos estão assim. Até mesmo os cristãos. Dizem que o cérebro é a glória suprema de Deus para a humanidade. Ele equivale a apenas 1% a 2% do seu peso corporal, mas controla 100% do seu corpo. Seu cérebro é seu chefe. Não é seu Senhor, mas é definitivamente seu chefe. Esse órgão apresenta milhares de tipos diferentes de neurônios, enquanto outros órgãos não chegam a apresentar dez. E um neurônio pode se comunicar com até duzentos mil outros. Seu cérebro desencadeia todas as suas ações — memórias, desejos, capacidade de tomar decisões sensatas, risos cheios de alegria, tristeza profunda ou soluços chorosos... Tudo isso é produzido pelas funções cerebrais, o que faz desse órgão a estrutura mais complexa que os cientistas já estudaram.

E no cérebro humano há uma criação incrível e invisível chamada *mente*. Embora convivam, cérebro e mente estão totalmente separados. Na mente estão nossas emoções, especificamente nosso *sistema límbico*, que é o centro emocional do cérebro. Que milagre!

É dentro desse mesmo milagre que o inimigo, cheio de inveja, procura fixar residência, fazendo dele o seu parque de diversões. Ele quer convencê-lo de que você não é quem Deus lhe diz ser, e que Deus não é aquele descrito pela Bíblia. Em suma, o diabo quer enganá-lo. Isso não acontece da noite para o dia, mas, quando o diabo consegue ludibriá-lo, ele o destrói.

"O temor do homem arma um laço", diz Provérbios 29:25. Pense no medo como a estrada pela qual o inimigo pode levar o engano direto ao seu coração e à sua mente. Se você deixar que o medo o envolva, ficará exposto a uma enxurrada constante de desinformação a respeito de Deus, de você mesmo, daqueles que ama e do seu futuro. Como uma estrada com vários pedágios, você terá que parar o tempo todo e pagar um preço para percorrer a estrada do medo. Porém, se você se lembrar da verdade a respeito de Deus quando o medo vier, desviando-se assim dessa estrada, estará menos suscetível a acreditar nessas mentiras. São as mentiras que nos dizem que Deus não nos ajudará. Que não se lembrará de nós. Que se esqueceu de nós. Que ele não vê nosso sofrimento ou nossas provações. E podemos nos lembrar melhor de quem é Deus e do que ele faz ao procurarmos em sua Palavra.

Vamos ler alguns versículos, os quais sem dúvida vão lembrá-lo de que, com Deus em sua vida, não há nada a temer. Pense em cada um deles como uma saída para você pegar assim que sentir sua mente tomando a rota do medo.

> *Não andeis ansiosos por motivo algum; pelo contrário, sejam todas as vossas solicitações declaradas na presença de Deus por meio de oração e súplicas com ações de graça. E a paz de Deus, que ultrapassa todo entendimento, guardará o vosso coração e os vossos pensamentos em Cristo Jesus* (Filipenses 4:6-7, KJA).

> *Feliz a pessoa que persevera na provação, porquanto, após ter sido aprovada, receberá o prêmio da coroa da vida, que Deus prometeu aos que o amam* (Tiago 1:12, KJA).

> *Suplicam os justos, e o SENHOR os ouve e os liberta de todas as suas aflições. Perto está o SENHOR os que têm o coração quebrantado, e salva os de espírito abatido* (Salmos 34:17-18, KJA).

> *Mas não somente isso, como também nos gloriamos nas tribulações, porque aprendemos que a tribulação produz perseverança; a perseverança produz um caráter aprovado; e o caráter aprovado produz confiança. E a confiança não nos decepciona, porque Deus derramou seu amor em nossos corações, por meio do Espírito Santo que ele mesmo nos outorgou* (Romanos 5:3-5, KJA).

> *Meus amados irmãos, considerai motivo de júbilo o fato de passardes por diversas provações* (Tiago 1:2, KJA).

Estou absolutamente convencido de que os nossos sofrimentos do presente não podem ser comparados com a glória que em nós será revelada (Romanos 8:18, KJA).

Amados, não vos assusteis com a provação que surge entre vós, como fogo ardente, com o objetivo de provar a vossa fé. Não entendais isso como se algo estranho vos estivesse acontecendo (1Pedro 4:12, KJA).

Portanto, nesta verdade, exultais! Mesmo considerando que agora, e por algum tempo ainda, tenhais de ser afligidos por toda espécie de provação (1Pedro 1:6, KJA).

Pois no dia da adversidade ele me protegerá, e estarei escondido no recôndito do seu tabernáculo. Acima dos altos rochedos serei colocado em segurança (Salmos 27:5, KJA).

No recôndito da tua presença os abrigas das intrigas dos soberbos; na tua habitação, os proteges das línguas maledicentes (Salmos 31:20, KJA).

Tu és o meu abrigo seguro; tu me livras das aflições e com cânticos de salvação me envolves (Salmos 32:7, KJA).

Tu és o meu esconderijo e o meu escudo; e na tua Palavra deposito toda a minha esperança! (Salmos 119:114, NTLH).

Você notou o que esses últimos quatro versículos tinham em comum? Como filho de Deus, você está *escondido*. Escondido à vista de todos! Portanto, nunca emoldure seus medos como se fossem uma obra de arte, e nunca os leve para dormir. Eles são apenas o lixo embaixo da sua cama que lhe trará insônia. Mesmo se você conseguir dormir dessa maneira, estará com uma porta aberta para os pesadelos e terrores noturnos. Enquanto você manda o medo embora, vejamos alguns outros tipos de lixo que podem se alojar embaixo da cama.

Vícios: velhos hábitos difíceis de matar

A esta altura, você já deve ter notado que todo este livro está ambientado em seu quarto e cada capítulo o conduz pelo processo de desaceleração em direção a uma boa noite de sono, à entrega de seus fardos a Deus em oração e às respostas a essas orações por meio de sonhos proféticos: "Os monstros em seu armário"; "As armas sob seu travesseiro"; "As vozes na sua cabeça". E, óbvio, este capítulo, "O lixo embaixo da sua cama". Agora que já chegamos à cama, deixe-me aproveitar a oportunidade para incentivá-lo a investir em um bom colchão. Já se sabe que, aos 75 anos, você terá passado 25 anos de sua vida dormindo, então creio que o investimento valha a pena.

Também é importante investir em um travesseiro de qualidade. Comprei meu travesseiro favorito muito antes de conhecer seu inventor, Mike Lindell, em 2018, quando o convidei para participar do meu programa *theTHREE*. Eu via Mike na televisão várias vezes ao dia. Então, certa noite, meu marido insistiu para que eu tentasse entrar em contato com ele.

"Chris", falei, "Mike Lindell não irá ao meu programa!" Mas de tanto Chris repetir que Mike parecia ser um cara legal, mudei de ideia e comecei a correr atrás. Depois de tentar fazer contato com Mike, eu parava em frente à televisão sempre que o ouvia dizer: "Olá, sou Mike Lindell..." Eu sempre respondia: "Oi, Mike! Liga pra mim!" Era um cumprimento e uma oração ao mesmo tempo. E então, um dia, ouvi a saudação vinda diretamente dele. Seu assessor estava me escrevendo para saber como ele deveria se apresentar. Mike Lindell iria ao meu programa! Mal pude acreditar. Eu sabia do seu testemunho de libertação do vício em drogas, mas, sinceramente, naquele momento eu estava tão entusiasmada para me encontrar com aquele empresário tão importante que nem me liguei nisso.

Eu não tinha como saber o presente que me esperava. Mike era, de fato, um dos seres humanos mais gentis que já conheci, e olha que conheço um montão de gente! Não apenas porque ele aceitou aparecer em um programa de TV relativamente novo, com uma apresentadora da qual provavelmente nunca tinha ouvido falar, mas também porque ele abençoou nosso ministério, que estava apenas começando, pagando suas próprias despesas. Conheço muitos empreendedores que são caras legais, e muitos que, além de legais, são cristãos vibrantes — e talvez até alguns deles estejam na televisão. Mas acrescente a tudo isso o fato de que Mike tem uma enorme paixão por ajudar as pessoas a descansar bem, assim como eu. E ele quase se matou de tanta privação do sono, assim como eu. Já nos primeiros minutos de nosso encontro, eu poderia dizer, com toda a sinceridade, que nunca havia conhecido alguém como ele, ainda mais alguém que tivesse vivido tudo o que ele viveu. Mike era, e é, único.

Não é de admirar que o inimigo o quisesse morto e se esforçasse tanto para isso. As pessoas da plateia ficaram boquiabertas ao ouvi-lo contar sua história durante o que acabou sendo seu primeiro depoimento longo em um programa de televisão. (Essa primeira apresentação no meu programa foi dividida em dois blocos de trinta minutos, totalizando uma hora.) O que é ainda mais surpreendente é a maneira como Deus deu a Mike a ideia de projetar o travesseiro MyPillow por meio de um sonho profético. Ele contou a história durante a entrevista:

> Certa noite, eu realmente tive um sonho. Sonhei, na verdade, com o nome "MyPillow" antes [de eu ter inventado] o travesseiro. Levantei e escrevi "MyPillow" por toda a casa. E minha filha subiu as escadas — essa cena aparece em um dos comerciais em que ela, na época com nove ou dez anos, também sobe as escadas — e notou que eu tinha desenhado diversas maneiras de conectar o Y ao P. Ela, então, perguntou: "O que você está fazendo?"
>
> E eu respondi: "Vou inventar este travesseiro. Vai se chamar MyPillow."
>
> Ela pegou seu copo de água e disse: "Pai, isso é muito aleatório."
>
> Então, ela voltou para o andar de baixo, e, dias depois, sonhei de novo com o travesseiro, e desta vez com o que ele poderia fazer, suas funções. Quer dizer, esses sonhos vieram direto de Deus.

Olho para trás e simplesmente sei. Mas as crianças diziam à mãe: "Que história é essa de travesseiro?" Porque aquela história continuaria por dias e, depois, por semanas. Então, elas diziam: "Ah, é só uma fase. Vai passar."
Alguns anos depois, [a produção do MyPillow] foi instalada do outro lado da rua.

Mike revelou aos nossos telespectadores que, naquele momento, passava por uma "vida dupla". Em meio a todo aquele fluxo de revelações, ele também estava mergulhado num grande vício. O inimigo estava tentando roubar o futuro dele tão rapidamente quanto Deus se revelava. Mike continuou com o depoimento:

> Fui viciado em cocaína por muito tempo, por 15 ou vinte anos, e passei para o crack no início dos anos 2000. Quando inventei [o travesseiro], as pessoas perguntavam o tempo inteiro: "Espera aí, você inventou o MyPillow em 2004, 2005 e largou o crack e tudo o mais em 2009?!"
>
> Foi um milagre. Todo dependente químico sabe como é duro conviver com o vício. Você tenta esconder, mas é bem difícil fazer isso por muito tempo. E com o crack, então, é pior ainda. Mas eu consegui. Nunca deixei que nenhum dos meus primeiros parceiros comerciais perdessem a confiança em mim. E eu *amava* ajudar as pessoas. Essa sempre foi minha paixão e, quando as pessoas apareciam nesses programas, as que tinham adquirido meu travesseiro diziam: "Esse travesseiro mudou minha vida." Eu queria saber da história de como aquilo tinha acontecido... Ouvi depoimentos incríveis. Era algo tão importante para mim que eu sabia que *precisava seguir em frente*.
>
> E eu sabia, mesmo naquela época, que Deus tinha me dado o travesseiro como uma plataforma para algo muito maior. Eu sabia. Mais para a frente, veria isso em meus sonhos. Enxergaria essas coisas no futuro.

Mike descreve seu processo de divórcio após vinte anos de casamento e como foi "o apagar das luzes", na primavera de 2007. Eles estavam perdendo tudo. As luzes estavam literalmente se apagando em sua casa, enquanto eles confeccionavam os travesseiros na sala de estar. Mike escrevia nas embalagens com caneta permanente e preparava todos os envios com a ajuda dos filhos, também enchia os travesseiros na sala de estar. Ele não sabia como escapar dos problemas, e as pessoas estavam até tentando tirar a empresa de suas mãos. Mike estava afundado no crack.

Então, numa noite de 2008, quando estava sozinho, o telefone tocou. Era alguém que tinha visto um breve anúncio do travesseiro na televisão. Mike disse que só recebia cerca de dez ligações durante a semana, e ele mesmo as atendia. Naquela noite, por volta das seis horas da tarde, uma mulher ligou e disse: "Não quero comprar um travesseiro, mas Deus me disse para orar por você. Você está fazendo uma coisa que vai ser muito importante para o mundo." Mike continuou:

> Eu estava com o coração aberto. Então, ela continuou orando por cerca de 15 minutos, até se despedir. Lembro o nome dela até hoje. Depois de uma hora mais ou menos — isso nunca tinha acontecido antes —, outra senhora ligou dizendo: "Deus me disse para ligar e orar por você, porque o que você está fazendo é muito importante. Esta plataforma. Seja o que for esse travesseiro e onde isso vai dar, sei que será muito importante. Posso orar com você?"

Mike então relatou uma terceira ligação dessa mesma natureza, vinda de outro intercessor, algumas horas depois. No entanto, ele também admite que usava cocaína o tempo todo. Em seguida, às quatro da manhã, veio outra ligação, dessa vez de um homem, que disse com raiva: "Eu não acredito em Deus, mas tenho sonhado sempre com ele me pedindo que eu ligue para você e diga que você está fazendo uma coisa importante... Então, espero que agora eu pare de sonhar com isso!" E então desligou na cara de Mike.

Finalmente, às oito da manhã, o telefone tocou novamente e Mike atendeu, deixando escapar: "Deixe-me adivinhar... você não quer comprar um travesseiro, mas quer orar por mim?"

A mulher do outro lado da linha disse: "Como você sabia?!"

Mike orou com aquela intercessora também. Seu testemunho está repleto de histórias como essas, a respeito de como Deus foi, aos poucos, redirecionando sua vida. O destino o estava chamando. Deus não desistia dele.

Mas Satanás também não. Um dos componentes mais perigosos dessa história — que hoje compreendo com os olhos de uma profissional da saúde — é que Mike ficava acordado por dias a fio. Não dormia. Já falamos sobre como isso pode trazer consequências neurológicas catastróficas, sem falar nos danos emocionais, hormonais e cardiovasculares. Mike sabia que as coisas não estavam bem, e por isso tentava ficar acordado e trabalhando cada vez mais.

Em uma ocasião, quando morava em um dos piores lugares de Minneapolis, Mike ficou acordado por duas semanas seguidas enquanto recebia algumas visitas. Os próprios traficantes que lhe forneciam drogas apareceram, exigindo que ele fosse para a cama. Eles disseram: "Você vai dormir e nós vamos dispensar todo mundo que está te procurando, e você não vai receber droga nenhuma a partir de agora." Mike nem sabia que aqueles traficantes se conheciam, mas lá estavam todos eles, concordando entre si e dizendo: "Você nos fez uma promessa. Disse que um dia ia parar com as drogas e voltar para nos ajudar a largar o vício."

Mike sempre disse a eles que faria isso — profetizava sobre o próprio futuro mesmo quando estava fugindo dele —, e ali estavam os caras, cobrando dele o cumprimento de sua promessa. Acabaram indo embora, e apenas um ficou para protegê-lo. Quando ele adormeceu, Mike saiu no meio da noite para pegar mais drogas. Com certeza, ninguém nas ruas venderia para ele. Depois contou que, de fato, ninguém aceitou vender, mesmo oferecendo cem dólares por uma quantidade de crack que só valia cinco. Quando voltou, seu amigo pegou um telefone e tirou uma foto em que Mike aparecia naquele estado induzido por drogas que já desafiava o sono por 14 dias. Ele disse a Mike que um dia precisaria da foto para um livro que escreveria. É lógico que essa é a foto que está na capa do atual livro de Mike, *What Are the Odds? From Crack Addict to CEO* [Qual é a chance? De viciado em crack a CEO] (a capa é holográfica e muda da imagem do viciado em crack para o Mike dos dias atuais, que saiu das trevas para a luz. O quanto você acha que isso é profeticamente adequado?).

Agora, Mike sabia que Deus tinha enviado um chamado para a sua vida e que sua marca de travesseiros seria bem-sucedida, mas essa atividade não seria o seu o único propósito. Para milhões de pessoas pelo mundo, era só um travesseiro, mas para Mike era uma plataforma que o lançaria em esferas maiores de influência cristã (e governamental).

Finalmente, depois de ter estado à beira da morte por 14 vezes, sua irmã ligou para ele. Ela sempre lhe dissera que Deus o havia escolhido para algo grande, mas desta vez foi para lhe dizer que sua janela estava se fechando e que, se ele não mudasse de vida, o Senhor teria que escolher outra pessoa para realizar sua obra na terra. "A hora é agora", disse a irmã.

Então o Senhor enviou um dos "bons amigos" de Mike para encontrá-lo. Era um amigo com quem costumava se drogar nos anos 1980, e que havia se tornado cristão. Mike lhe perguntou se a vida sem drogas e com Jesus era chata. Esse amigo ajudou Mike a mudar sua perspectiva, lembrando-lhe de que viver no vício é um grande fardo: é difícil conseguir dinheiro, é difícil esconder o segredo, é difícil não correr perigo, é difícil até permanecer vivo. Ele ajudou Mike a ver que os dependentes químicos que se libertam acabam transformados em alguns dos trabalhadores mais eficazes, os melhores empreendedores e as pessoas mais bem-sucedidas do mundo, se puderem curar suas feridas.

Mike finalmente estava convencido, ou ao menos queria estar. Então, numa bela noite no início de 2009, ele dirigiu a Deus uma oração: *Senhor, é o seguinte... Se você me tirar o desejo das drogas, aceitarei sua proposta e serei inteiramente seu.*

Ele acordou no dia seguinte esperando se sentir terrível, mas, para sua surpresa, não sentia mais nenhum desejo pelas drogas. Nenhum.

Sim, ele havia perdido toda a vontade de usá-las. A empresa tinha sido tomada e ele não tinha crédito para recuperar nada, mas em apenas uma reunião, dias depois, quatro investidores desembolsaram 7.500 dólares cada, e ele conseguiu os trinta mil dólares de que precisava para voltar a abrir as portas de sua empresa.

Mike passaria os próximos anos fazendo programas de TV de casa durante o dia e fabricando travesseiros com seus filhos à noite, tentando recuperar tudo o que havia perdido após os anos como usuário de drogas. Morava no porão da irmã quando os negócios começaram a crescer, e em quarenta dias sua empresa passou de uma firma com cinco funcionários para uma com quinhentos. Mas lembre-se de um detalhe importante: Mike Lindell ainda não era cristão! Ele ainda não estava desfrutando da sabedoria a que todos que entregaram a vida a Jesus têm acesso. Em 2012, embora ainda estivesse longe das drogas, o negócio já estava falindo novamente. Desta vez, quando Mike orou, foi para aceitar Jesus.

Quando estava a apenas dois dias de perder tudo, Deus lhe concedeu outro sonho profético, no qual lhe mostrava onde ele deveria instalar a empresa até o final daquele ano. Aquele empreendimento parecia impossível, e Mike se comparou a Noé sendo instruído a construir uma arca quando ele nunca tinha nem mesmo visto a chuva. Então Mike e seus investidores decidiram se dedicar à construção de um depósito e a produzir um comercial. O comercial anterior feito para a TV não tinha dado muito certo, mas eles descobriram, assim que colocaram o próprio Mike para aparecer nos comerciais, que o negócio explodiria.

A MyPillow já vendeu mais de cinquenta milhões de travesseiros e tem mais de 1.500 funcionários. Mike definitivamente passou a enxergar que Deus estava usando aquele travesseiro para construir uma plataforma. Inclusive para trabalhar junto com o ex-presidente Trump na luta contra o vício em drogas nos Estados Unidos, e também para ajudar os dependentes a encontrar sua libertação usando diversas ferramentas, como seu aplicativo, seu livro, a Lindell Foundation e até um filme que está sendo feito sobre sua vida.

Você poderia pensar que, com toda essa trajetória de sucesso, Mike teria se tornado uma pessoa arrogante. Ou que todos esses anos nas drogas teriam feito dele alguém rude e implacável. Mas a verdade é que ele é exatamente o oposto: é humilde, gentil e focado em sua missão de promover o Evangelho de Jesus Cristo. E ele é realmente uma das pessoas mais gentis que já conheci. Percebi logo no primeiro dia no estúdio de *theTHREE*. Abro cada programa com um monólogo de três a quatro minutos sobre meu convidado, e sou conhecida por conseguir fazer isso logo no primeiro take (o público que acompanha a gravação ao vivo agradece). Mas naquele dia, com a presença de Mike, precisei de três tentativas. Enquanto estávamos juntos nos bastidores, esperando a deixa musical da banda para entrarmos ao vivo outra vez, Mike olhou para mim e disse: "Laura, não se preocupe. Provavelmente é por minha causa. Por onde vou, a guerra espiritual me acompanha."

Respirei fundo depois disso e acabamos gravando dois dos meus programas favoritos que já produzimos pelo *theTHREE* (aos quais você pode assistir em www.theTHREE.tv). Mike distribuiu travesseiros para todo o público e eu fiz um grande amigo, o qual entrevistei em vários outros episódios desde então. Compartilho o testemunho de Mike com você porque é a história de dependência química mais extrema que posso imaginar para encorajar qualquer um que esteja lutando contra o mesmo espírito. O vício *é* um espírito, e um dos mais malignos, por assim dizer. Assume muitas formas, pois todos sabemos que você pode se viciar em qualquer coisa — drogas, álcool, trabalho, comida, pessoas e até na atividade com o ministério. Certa vez, ouvi a história de um homem que largou as drogas, mas não cuidou espiritualmente da dependência, ou seja, não buscou a ajuda de Deus. Meses depois, ele ficou viciado em... você não vai acreditar... recortar cupons de desconto! É assustador ver como o espírito do vício voltou com uma nova roupagem.

Grande parte do mundo está tentando lidar com o problema do vício sem a ajuda de Cristo. Não vai funcionar. É algo que retornará mais tarde na vida do indivíduo trazendo uma vingança ainda mais destrutiva. Parte da definição da palavra *vício* é "o fato ou condição de ser viciado em uma atividade", e alguns de seus sinônimos são "hábito, problema, devoção, dedicação, obsessão, paixão, fascínio, amor, mania ou escravização".[23] Reserve um momento para pensar sobre sua vida e peça ao Espírito Santo que o ilumine a respeito de quaisquer comportamentos viciantes. Faça uma oração simples, e lembre-se de que Mike Lindell também fez uma oração bem simples, e foi liberto de seu vício:

> *Pai, eu sei que você tem uma esperança e um futuro para mim, e eu os desejo. Por favor, liberte-me desse vício para que eu possa tomar posse do futuro que você planejou para mim e descobrir a razão pela qual me criou e possa servi-lo pelo resto dos meus dias. Eu lhe entrego este vício e recebo em troca a sua libertação. Em nome de Jesus, amém.*

Falta de perdão: o último trem para o tormento

De fato, até a menor das ofensas pode fazer o inimigo pensar que ele tem o direito legal de o afligir. Obviamente, o rancor que você sente pode ser legítimo e totalmente justificado, mas chega um momento em que começa a fazer mal a você mesmo. E é justamente quando há a decisão de não perdoar verdadeiramente uma pessoa pelo mal que ela fez. Isso é uma porta aberta para o início de um tormento. Jesus nos advertiu sobre isso em Mateus 18:34-35:

> E, indignado, o seu senhor o entregou aos algozes, até que pagasse tudo o que lhe devia. Assim vos fará, também, meu Pai celestial, se do coração não perdoardes, cada um a seu irmão, as suas ofensas.

---

[23] Dicionário da Apple, "addiction".

Fico impressionada com o fato de nosso amoroso Pai celestial ser tão rígido conosco a respeito do que acontecerá se não perdoarmos os outros. Mesmo assim, muitos de nós decidimos não perdoar. Uma das realidades bíblicas mais tristes deve ser a quantidade de cristãos salvos, que leem a Bíblia, vão à igreja, são líderes de células, mas serão entregues aos algozes. Eu conheço alguns.

Na verdade, eu mesma costumava ser um deles, até que o Senhor me ensinou uma dura lição. Tive que acordar uma manhã em que deveria estar animada para participar de um evento para o qual havia passado semanas me preparando. O problema era que estava me sentindo muito mal. Mal conseguia me levantar do sofá porque minha cabeça doía muito, a ponto de atrapalhar meu raciocínio e até afetar minha visão. Eu sabia que o Senhor me queria naquele evento, pois ele me ajudou a me preparar e me disse para ir; eu estava confusa a respeito de ele permitir que eu enfrentasse tal nível de guerra espiritual em relação à minha saúde. Então ele me disse que não era uma guerra espiritual. Ele me mostrou que eu havia sido entregue aos algozes depois de não perdoar várias pessoas.

Fiquei tão chocada — não por causa do que eu tinha ouvido, já que conhecia a Escritura que acabamos de ler em Mateus 18, mas porque o Senhor estava certo. No mesmo instante, vários rostos surgiram em minha mente, e fui liberando o perdão e entregando a Deus a dor que eles me causaram. Eu mesma tentei resolver as coisas com essas pessoas e ainda as amava, mas isso reforçou ainda mais minha justificativa para a opinião negativa que mantinha silenciosamente em meu coração em relação a elas. Senti o Senhor me orientando a levantar, pegar papel e caneta e fazer uma Lista do Perdão.

Saí, com dor de cabeça e tudo, e me sentei perto do meu jardim florido. Enquanto o vento soprava e os pássaros cantavam naquele dia de primavera, sentei-me e escrevi, um por um, todos aqueles nomes na minha Lista do Perdão, até que, para minha surpresa, havia 153 pessoas! Uma vez que o Senhor abriu meus olhos para o que estava em meu coração, os nomes continuaram vindo sem parar.

Enquanto o vento soprava e os pássaros cantavam naquele dia de primavera, sentei-me e escrevi, um por um, todos aqueles nomes na minha Lista do Perdão, até que, para minha surpresa, havia 153 pessoas!

Talvez esse número o deixe chocado, mas talvez não. Não sei por quanto tempo você está no ministério, mas com certeza há de saber que esse é um número bem pequeno. As pessoas vêm e vão. Elas o acham magnífico e você acaba abrindo seu coração para elas, serve-as com toda sua força e fé, fica sem comer por elas, oferece seus recursos quando estão passando por dificuldade, e quando elas conseguem o que precisam, muitas vezes simplesmente vão embora. E quando elas vão embora desse jeito, isso significa que provavelmente também estejam enfrentando o abandono ou deixando um rastro de ressentimento e mágoa, que rapidamente se alastra.

Quando terminei minha lista, fiz algumas contas rápidas e descobri que 61% das pessoas estavam relacionadas ao ministério e 17% eram membros da minha família. Restaram 22%, que eram amigos aleatórios, médicos que me fizeram mais mal do que bem e, sim, até aqueles funcionários de atendimento ao cliente que desperdiçaram horas do meu tempo, além de se recusarem a reembolsar o dinheiro que eu deveria reaver.

Todas essas coisas acabam estragando seu dia e, somadas, podem arruinar a sua vida. Mas pedi perdão por todos os nomes da lista em voz alta, liberando a pessoa de todas as minhas expectativas em relação ao futuro e perdoando-as por todas as mágoas do passado. Cheguei a perguntar a Deus em quantas listas de outras pessoas meu nome poderia ter aparecido, e pedi-lhe que me perdoasse por ter magoado todas elas.

Eu me senti mais leve e, ao final da experiência, depois de cerca de uma hora, minha dor de cabeça havia desaparecido, minha visão estava restaurada e meus pensamentos encontravam-se perfeitamente reordenados. Então peguei minha Lista do Perdão e a queimei, espalhando as cinzas ao redor de um pequeno pé de hibisco que meu pai me dera, mas que nunca florescera.

Você adivinhou: antes que a primavera terminasse, aquela árvore produziu mais flores roxas do que eu jamais poderia contar! A árvore parecia mais roxa do que verde! E eu sei por quê. Toda a mágoa e dor das quais me libertei foram o fertilizante perfeito para o seu crescimento. E garanto que acontecerá o mesmo com você, meu amigo, minha amiga. Eu o desafio a fazer uma Lista do Perdão ao final deste capítulo e prevejo que você experimentará tanto a cura quanto a libertação após esse esforço. Você sentirá que um espírito de perturbação — que pode estar lhe causando tristeza, depressão, raiva, medo, ou até afetando sua criatividade ou produtividade — partirá para sempre.

Um dos meus livros favoritos no programa de doutorado em naturopatia é o volume de Carey A. Reams, *Choose! Life or Death* [Escolha! Vida ou morte]. Em um dos capítulos, ele discorre extensivamente sobre os perigos da falta de perdão e explica que a Palavra de Deus é a chave para a libertação total de tais inimigos de nossa fé. Sobre a Bíblia, ele diz:

> Ela me ensinou a perdoar e a esquecer.
> Ensinou-me que o perdão absoluto é o esquecimento absoluto.
> Mostrou-me de onde vim, porque estou aqui e para onde vou... se o sirvo, se não desfaleço, se restituo pelos erros que cometo, se peço perdão e se perdoo.
> Isso fez de mim uma pessoa sem medo. Eu não temo o que os homens podem me fazer, mas ainda tenho um medo. Meu maior medo é que eu faça algo que remova o Espírito Santo de mim![24]

---

[24] Carey A. Reams com Cliff Dudley, *Choose! Life or Death: The Reams Biological Theory of Ionization* (Harrison, Ark., New Leaf Press: 1978), p. 156, https://christianhealtheducation.com/wp-content/uploads/2017/10/Choose--life-or-Death.pdf.

Se você ainda não está convencido de que precisa perdoar simplesmente pelo fato de a falta de perdão ser *o último trem para o tormento*, aqui está o meu conselho para você, vindo direto das Escrituras. Não perdoe os outros se...

1. Você não ama Jesus.
João 14:24 é claro: "Quem não me ama não guarda as minhas palavras."

2. Você não quer ser perdoado.
Mateus 6:15 revela: "Entretanto, se não perdoardes aos homens, tampouco vosso Pai vos perdoará as vossas ofensas."

3. Você quer que suas orações fiquem sem resposta.
Marcos 11:24-25 diz: "Por isso vos digo: que tudo o que pedirdes em oração, crede que o recebeis, e será vosso. E sempre que estiverdes orando, perdoai, se tiverdes alguma coisa contra alguém, para que também vosso Pai que está nos céus vos perdoe as vossas ofensas."

Mateus 7 acrescenta: "Pedi, e vos será concedido; buscai, e encontrareis; batei, e a porta será aberta para vós... Portanto, tudo quanto quereis que as pessoas vos façam, assim fazei-o vós também a elas" (versículos 7 e 12). Em João 15 vemos que, se permanecermos em Cristo, daremos frutos espirituais, e que a maneira de permanecer em Jesus é guardar seus mandamentos (ver versículos 5 e 10). Também vemos que seu mandamento é que amemos uns aos outros como ele nos ama (ver versículo 12), e que se permanecermos nele (guardando seus mandamentos), e sua Palavra estiver em nós, podemos pedir qualquer coisa e nos será dado (ver versículo 7). A razão pela qual muitas de nossas orações não são respondidas é porque não estamos observando os mandamentos que nos foram dados claramente; portanto, não estamos permanecendo no amor de Cristo. Se assim não for, como podemos pensar que ele ouvirá nossas orações?

4. Você quer ser contaminado.

Não se esqueça de Hebreus 12:15: "Vigiai para que ninguém se exclua da graça de Deus; que nenhuma raiz de mágoa venenosa brote e vos cause confusão, contaminando muitos." Observe o final que diz que muitos estão contaminados. Essa raiz de amargura é uma coisa *muito* comum, se não uma das mais comuns, presente em nosso cotidiano que contamina as pessoas! Uma pessoa pode se libertar de muitas amarras perdoando aqueles que a ofenderam.

5. Você quer dar uma vantagem a Satanás.

2Coríntios 2:10-11 diz: "Se perdoardes alguma coisa a alguém, também eu perdoo; e aquilo que perdoei, se é que havia alguma falta a ser perdoada, perdoei na presença de Cristo, por amor de vós, a fim de que Satanás não tivesse qualquer vantagem sobre nós; pois não ignoramos as suas artimanhas."

6. Você quer ficar de fora do céu.

Mateus 7 nos mostra nos versículos 12 e 21: "Portanto, tudo quanto quereis que as pessoas vos façam, assim fazei-o vós também a elas, pois esta é a Lei e os Profetas... Nem todo aquele que diz a mim 'Senhor, Senhor!' entrará no Reino dos céus, mas somente o que faz a vontade de meu Pai, que está nos céus."

E lembre-se de 1João 3:14: "Sabemos que passamos da morte para a vida porque amamos nossos irmãos. Quem não ama permanece na morte."

7. Você não quer dar nenhum fruto espiritual.

João 15:5-12 nos diz abertamente que se permanecermos em Cristo, produziremos muito fruto espiritual. O versículo 10 nos diz que o modo de permanecer em Cristo é guardar seus mandamentos. O versículo 12 nos diz que seu mandamento é que nos amemos uns aos outros como ele nos amou. Essa é uma tarefa difícil, mas pense nisso: se não amamos uns aos outros como ele nos amou, então não permaneceremos nele, e como produziremos frutos se não permanecermos nele? De acordo com o versículo 6, o ramo que não permanecer na videira será lançado no fogo.

8. Você quer estar exposto a maldições.
Quando os filhos de Deus no Antigo Testamento desobedeciam a seus mandamentos, ficavam expostos a inúmeras maldições (ver Deuteronômio 27:26). Ainda, hoje, se desobedecemos a Deus, também podemos nos expor a muitas maldições. Essas maldições podem causar dificuldades financeiras, divórcio, infidelidade e muitos outros problemas (ver Deuteronômio 28). O pior é que uma maldição pode ser passada para as gerações futuras (veja Êxodo 20:5); são as chamadas maldições geracionais.

9. Você quer ser atormentado por demônios.
Considere Mateus 18:23-35 da próxima vez que você se deparar com a decisão entre perdoar alguém ou guardar rancor:

Portanto, o Reino dos céus pode ser comparado a certo rei, que decidiu acertar contas com seus servos. Quando teve início o acerto, foi trazido à sua presença um que lhe devia dez mil talentos. Porém, não tendo o devedor como saldar tal importância, ordenou o seu senhor que fosse vendido ele, sua mulher, seus filhos e tudo o que possuía, para que a dívida fosse paga. O servo, então, com toda a reverência, prostrou-se diante do rei e lhe implorou: "Sê paciente comigo e tudo te pagarei!" E o senhor daquele servo teve compaixão dele, perdoou-lhe a dívida e o deixou ir embora livre. Entretanto, saindo aquele servo, encontrou um dos seus conservos, que lhe estava devendo cem denários. Agarrou-o e começou a sufocá-lo, esbravejando: "Paga-me o que me deves!" Então, o seu conservo, caindo-lhe aos pés, lhe suplicava: "Sê paciente comigo e tudo te pagarei." Mas, ele não queria acordo. Ao contrário, mandou lançar seu conservo devedor na prisão, até que toda a dívida fosse saldada. Quando os demais conservos, companheiros dele, viram o que havia ocorrido, ficaram indignados, e foram contar ao rei tudo o que acontecera. Então o rei, chamando aquele servo lhe disse: "Servo perverso, perdoei-te de toda aquela dívida atendendo às tuas súplicas. Não devias tu, da mesma maneira, compadecer-te do teu conservo, assim como eu me compadeci de ti?" E, sentindo-se insultado, o rei entregou aquele servo impiedoso aos carrascos, até que lhe pagasse toda a dívida. Assim também o meu Pai celestial vos fará, a cada um, se de todo o coração não perdoardes cada um a seu irmão.

Quando perdoamos, nos tornamos livres para receber o perdão de Deus, nos colocamos em uma posição superior para receber a graça quando oramos e somos encorajados a nos tornar mais profundamente fecundos. Percebemos que, quando amamos uns aos outros, passamos da morte espiritual para uma vida de comunhão com nosso Pai (ver Mateus 6:15; Marcos 11:24-25; João 15:5, 10, 12; 1João 3:14). No momento em que guardamos os preceitos de Deus e amamos uns aos outros, nos absolvendo mutuamente, também demonstramos que amamos a Jesus e vivemos no próprio amor de Cristo (ver João 14:21; João 15:10). Que dádiva sublime verdadeiramente é a absolvição!

Perdão

"Ao menos eu tentei", diz a preguiça incompetente;
"esta é uma causa nobre" até que pedem: "Vai em frente!"

Parece leite e mel, quando oferecem a você:
mas divina ambrosia, se não vem, vai parecer.

A voz que oferece o que queremos é angelical;
mas se não retribuímos, da amargura eis o canal.

E ela não quer justiça nem respeita a opinião:
corta na carne, instiga o fim, revela o coração.

Laura Harris Smith, agosto de 2000

Mais uma vez, responda às questões a seguir. Quando chegar ao fim do livro, use as respostas de hoje para o dia 8 do meu programa "Dez dias para uma vida de sono e sonhos mais profundos" no fim do Capítulo 10.

Questões e oração

1. Liste seus dois piores medos. Imagine que eles se tornaram realidade; como acredita que Deus resgataria você deles?
2. Cite duas pessoas importantes que você precisa perdoar.

Ore em voz alta:

Pai Celestial, tenho medo de que o inimigo sussurre nos meus ouvidos o que ninguém além de mim ouve. Silencie-o enquanto tomo a decisão, pela fé, de ouvir somente as suas promessas e não as mentiras do inimigo. Neste momento, peço-lhe que me liberte das tendências que tenho ao vício, que me prendem e me impedem de avançar em sua direção, ou até mesmo de dormir bem à noite. Finalmente, eu lhe entrego totalmente aquelas pessoas que me difamaram e me feriram. Aquelas pessoas que amei e deixei entrar no espaço mais profundo do meu coração, que reservo apenas para aqueles em quem confio. Eu os perdoo. Oro para que sejam curados e não machuquem mais os outros. Em nome de Jesus, amém.

8
AS MENSAGENS NA PAREDE

Pense em sua vida como uma casa, e em cada área da sua vida como um cômodo. O trabalho é um quarto. Igreja e ministério são duas salas. Seus relacionamentos são outra sala. Seus pensamentos íntimos também têm seu próprio cômodo (ou pelo menos um armário).

Agora imagine que as paredes de cada cômodo contêm mensagens escritas pelo dedo de Deus para guiá-lo: as mensagens na parede. Mas você continua comprando tinta nova para encobrir o óbvio porque não quer fazer as mudanças exigidas pelas mensagens.

Você já pensou quais seriam essas mensagens? Vamos investigar algumas — a saber, as razões pelas quais você não ora, não confronta sua incredulidade e não encara seu bloqueio para orar no Espírito. Vamos começar primeiro com a falta de oração.

Falta de oração: enfrentando os motivos pelos quais você não ora

De acordo com um artigo do Pew Research Center escrito em 2014, 55% dos estadunidenses declaram orar todos os dias, 21% dizem que oram toda semana ou todo mês e 23% afirmam que nunca ou raramente oram.[25] Mesmo entre aqueles que não têm vínculo com nenhuma

---

[25] As estatísticas neste parágrafo foram extraídas de Michael Lipka, "5 Facts about Prayer", Pew Research Center, 4 de maio de 2016, https://www.pewresearch.org/fact-tank/2016/05/04/5-facts-about-prayer/.

denominação religiosa ou igreja específica, 20% dizem que oram diariamente. Você sabia que 64% das mulheres afirmam que oram todos os dias, enquanto o percentual dos homens é de apenas 46%? E você sabia que os estadunidenses com 65 anos ou mais estão muito mais inclinados a orar diariamente do que os de trinta e poucos anos ou até os mais jovens (65% *versus* 41%)? Juntando isso tudo, a conclusão a que chegamos é de que a maioria das pessoas que realmente oram todos os dias são as mulheres mais velhas. Sim, sua avó está orando.

No fim da década de 1990, os Promise Keepers, uma organização cristã, me abordaram para perguntar se eu poderia ser a coordenadora de oração de um evento que aconteceria em Nashville. Havia 17 mil homens comigo naquele dia. Meu principal ofício era clamar sobre cada aspecto do evento porque aqueles homens acreditavam no poder da oração — tanto que eu ia e voltava, subindo e descendo as escadas da hoje chamada Bridgestone Arena, e ouvia sem parar no meu ponto: "Onde está Laura Smith? Traga-a aqui para orar porque a caixa registradora está emperrada e ninguém consegue consertá-la! Uma enorme fila está se formando!"

Então eu corria e orava, indo e voltando, onde quer que eles precisassem de mim. Meu outro trabalho era montar uma equipe de oração que pudesse orar sem parar juntos e realmente saturar aquele lugar com a presença do Espírito Santo enquanto eu ia e voltava (e também repreendia os demônios da caixa registradora!). Mas notei que eles colocaram minha equipe de oração em um lugar bem estranho e distante de tudo: uma sala no porão.

Perguntei o motivo. A resposta deles correspondeu a uma das estatísticas que acabei de citar. Eles disseram: "Nós resolvemos instalar a equipe de oração no andar de baixo, perto de uma entrada direta, que não exige longas caminhadas a partir do estacionamento. Nossa experiência é que a maioria dos intercessores são mulheres mais velhas que não conseguem andar longas distâncias."

Estou falando sério. Ao refletir sobre esse fato, fui percebendo o quanto de verdade há escondido aqui. De tanto procurar o significado profundo dos fatos, percebi que o segredo está naquilo que julgamos ser uma espécie de ociosidade. Talvez esses intercessores mais velhos sejam os únicos que ainda conseguem ficar parados! Todo o restante está ocupado correndo por aí, tentando resolver seus próprios problemas. Não os entregamos a Deus porque acreditamos que podemos resolvê-los melhor do que ele. É aí que nos enganamos.

Eu mesma posso testemunhar: quando me vi posta de lado e sendo obrigada a descansar fisicamente, minha fé na oração atingiu um nível totalmente diferente. Será que foi porque percebi que as respostas que recebo na oração na verdade não têm nada a ver comigo ou com minhas habilidades, ideias ou capacidade de negociação? Acho que há verdadeiros tesouros nessa teoria, e não devemos esperar até ficarmos idosos e menos ativos para ver nossa vida de oração amadurecer. Em tudo isso, podemos observar que uma das primeiras maneiras de questionar nossa falta de oração é confrontar nossa ocupação.

Também precisamos questionar de que modo cultivamos a esperança, ou a falta dela. Muitos não oram mais porque perderam a esperança. Desligamos a esperança da mesma forma que desligamos uma lâmpada. Talvez você tenha orado durante muito tempo por uma situação QUE acredita que Deus já poderia ter resolvido, mas o que você não percebe é que, quanto mais importante for o seu pedido, mais tempo ele pode demorar a ser atendido. E se isso envolver o livre-arbítrio de outras pessoas? Deus não tem uma varinha mágica que força as pessoas a fazer roboticamente o que você pede em oração. De fato, orações que envolvem pedidos de intervenção no livre-arbítrio de outras pessoas já estão no âmbito da feitiçaria. Devemos ser pacientes e permitir que Deus faça todo o trabalho necessário para que nossos grandes pedidos de oração sejam atendidos. E enquanto esperamos, precisamos aprender a não apenas orar pelos nossos problemas, mas nos colocar livremente nas mãos do Deus que sempre nos responde. Provérbios 23:7 diz: "Pois como ele [na verdade, como qualquer um] pensa em seu coração, assim ele é."

Vamos sonhar um pouco. Imagine que você acorda amanhã e todas as suas orações são atendidas. Todas. *Cada. Uma. Delas.* Tente imaginar o que aconteceria em cada uma das vinte áreas a seguir (você pode até pegar caneta e papel e anotar):

Como seriam as orações atendidas...

1. Na sua família inteira?
2. Nas suas ocupações?
3. No seu corpo?
4. No seu caráter?
5. Nas suas atitudes?
6. Na sua mente?
7. Nos seus objetivos?
8. Nas suas amizades?
9. Na sua vida amorosa?
10. Na sua casa?
11. Na sua igreja?
12. No seu bairro?
13. Na sua cidade?
14. No seu país?
15. Na sua vida de oração?
16. Na sua conta bancária?
17. Nos seus filhos?
18. Nas suas viagens?
19. Na sua capacidade de comunicação?
20. No seu relacionamento com Deus?

Espero que essa lista o inspire a orar com mais esperança. Lembre--se: pode ser que não estejamos mais esperando em Deus, mas ele sempre espera algo de nós. O que quero dizer com isso? Na verdade, abordei esse tema certa vez em um sermão que chamei de "Sermão Se-Então", apontando para uma dinâmica espiritual que mostra que, *se* fizermos algo específico, *então* Deus também nos dará uma resposta específica. Também poderia ser chamado de sermão "Se você..., então eu farei..." ("se você" é o pedido que Deus faz para que lhe obedeçamos, e "eu farei" é o que Deus promete a você uma vez que lhe obedeça e cumpra). Ainda que ninguém goste muito da ideia de um Deus que faça permutas, lembremo-nos de que até nossa salvação está ligada a uma condição: *crer*.

Se vocês estiverem dispostos a obedecer, comerão *os melhores frutos desta terra;*
mas, se resistirem e se rebelarem, serão *devorados pela espada. Pois o Senhor é quem fala!* (Isaías 1:19-20)

O Senhor fará *de vocês a cabeça das nações, e não a cauda.* Se *obedecerem aos mandamentos do Senhor* (Deuteronômio 28:13).

Eu sou a videira; vocês são os ramos. Se *alguém permanecer em mim e eu nele, esse* dará *muito fruto; pois sem mim vocês não podem fazer coisa alguma* (João 15:5).

Tudo o que pedirem em oração, se *crerem, vocês* receberão (Mateus 21:22).

Todas estas bênçãos virão *sobre vocês e os acompanharão, se vocês obedecerem ao Senhor, ao seu Deus* (Deuteronômio 28:2).

Portanto, irmãos, empenhem-se ainda mais para consolidar o chamado e a eleição de vocês, pois se *agirem dessa forma,* jamais tropeçarão (2Pedro 1:10).

Agora que vocês sabem estas coisas, felizes serão se *as praticarem* (João 13:17).

Por meio deste evangelho vocês são salvos, desde que *se apeguem firmemente à palavra que lhes preguei; caso contrário, vocês têm crido em vão* (1Coríntios 15:2).

Pois se *perdoarem as ofensas uns dos outros, o* Pai celestial também lhes perdoará.
Mas se não *perdoarem uns aos outros, o* Pai celestial não lhes perdoará *as ofensas* (Mateus 6:14-15).

Se *vocês obedecerem a essas ordenanças, as guardarem e as cumprirem*, então o Senhor, o seu Deus, manterá *com vocês a aliança e a bondade que prometeu sob juramento aos seus antepassados* (Deuteronômio 7:12).

Finalmente, a seguinte promessa *se-então* se aplica em especial a esta seção na qual confrontamos nossa falta de oração. Eu oro para que ela lhe sirva como o motivador do qual você precisa para permitir que a oração comece a interromper a sua agenda e suas ocupações com mais frequência:

Se *o meu povo, que se chama pelo meu nome, se humilhar e orar, buscar a minha face e se afastar dos seus maus caminhos, dos céus o ouvirei*, perdoarei *o seu pecado e* curarei *a sua terra* (2Crônicas 7:14).

Dúvida: confrontando sua incredulidade

A CBS fez um estudo sobre a fé. Está pronto para se surpreender? A pesquisa consistia em uma pergunta simples aos estadunidenses: "Você acredita em milagres?" Quase quatro em cada cinco pessoas responderam que sim, acreditam que milagres acontecem. Os números exatos foram: 78% responderam que sim e 19%, que não.[26]

O estudo também afirmou que 63% dessas pessoas que responderam sim também dizem que, embora acreditem em milagres, nunca viram um. Incrível! Ver não é necessariamente acreditar — não para esse grupo de estadunidenses. Eles acreditam, mas não veem. Acho que isso se chama fé! A pesquisa continuou dizendo que, dos 78% que acreditam em milagres, 19% nem são cristãos. Acho que há algo subconsciente dentro de todos nós que sabe que precisamos de ajuda sobrenatural. O tipo de ajuda que desafia as leis da natureza e toda

---

[26] As estatísticas nesta seção foram retiradas da equipe da CBSNEWS.com, "Poll: Do You Believe in Miracles", CBS News, 9 de dezembro de 1999, https://www.cbsnews.com/news/poll-do-you-believe-in-miracles/.

a lógica. Acho que é verdade: bem-aventurados os que não veem, mas creem.

Mais de um terço da população geral dos Estados Unidos (35%), no entanto, diz *ter visto* um milagre. E esse número salta para impressionantes 59% no que o estudo chama de grupo "extremamente religioso". (O que exatamente significa "extremamente religioso"?)

Em seguida, 87% dos estadunidenses pensam que a oração pessoal ou outras práticas espirituais ou religiosas podem ajudar clinicamente as pessoas doentes. Mas muito menos de fato acreditam em "curadores milagrosos", pessoas com a capacidade de curar alguém com um toque. Esse estudo secular estava descrevendo a imposição de mãos bíblica. Surpreendentemente, apenas um terço dos estadunidenses acredita nisso. Uma evidente maioria, 61%, nem acredita em sua legitimidade. E você se lembra daquele grupo "extremamente religioso"? Acredite ou não, eles também duvidam e tendem a rejeitar a crença em curadores. Decida hoje nunca estar nesse grupo. Os fariseus caminharam ao lado do próprio Jesus Cristo, mas deixaram a graça — o próprio Cristo! — se perder. Nunca seja um fariseu! Você sentirá falta de Jesus o tempo todo! No entanto, apesar do alto número de céticos, um quarto da população dos Estados Unidos diz ter sido curado de uma doença como resultado da oração. Eu certamente fui, muitas vezes. (Contarei uma história recente sobre isso no Capítulo 10.)

Vamos falar um pouco sobre o que acontece quando você crê e decreta, mas nada muda. A principal razão citada pelos ateus para terem abandonado o cristianismo é a "oração sem resposta". Devemos decidir no que acreditamos, focar isso e nunca mais voltar atrás. Em minhas décadas de ministério, notei um padrão comum nas pessoas que se afastam de sua fé. Se você nunca ouviu a palavra *apóstata*, então precisa se familiarizar com ela, porque está se tornando cada vez mais comum um cristão se tornar um desses.

A principal razão citada pelos ateus para terem abandonado o cristianismo é a "oração sem resposta".

A definição de *apóstata* no dicionário é "uma pessoa que renuncia a uma crença ou princípio religioso ou político" (substantivo) e "que abandonou a crença ou princípio religioso ou político" (adjetivo).[27] Então, em suma, um *apóstata* comete *apostasia*, que é definida como "o abandono ou renúncia de uma crença religiosa ou política."[28]

Observamos com cada vez mais frequência esse fenômeno. E não é apenas um colega ou um vizinho desconhecido, mas líderes do alto escalão da Igreja. É tão triste assistir — não apenas ao que acontece com um indivíduo que sabota a própria plataforma e ministério (e sua congregação), mas ao que acontece com a fé daqueles que estão observando a pessoa enquanto ela se perde. Jesus estava certo quando disse que, se você atingir o pastor, as ovelhas se dispersarão (ver Mateus 26:31).

Um dia, muitos anos atrás, parei para elaborar uma lista dos dez passos que descrevem a queda na apostasia. Chamei essa lista de "A anatomia da apostasia". Se você perceber algum desses primeiros sinais em sua vida, não os deixe sem vigilância. Nunca permita que passem despercebidos, como se não tivessem importância. Se você for corajoso e enfrentar suas dúvidas desde o início, prestando atenção especial à sua conexão com o Corpo de Cristo, nunca se tornará um apóstata. Aqui estão os dez estágios que precisam ser observados, que geralmente ocorrem nesta ordem:

1. *A fase das provas.* O inimigo planta problemas e provações em sua vida de crente (em suas finanças, saúde, família etc.).

2. *A fase das influências seculares.* Você começa a consultar amigos ímpios e influências seculares em busca de conselhos em vez de dar lugar à Palavra de Deus (por exemplo, começa a implantar uma parentalidade positiva em vez de disciplinar seus filhos, consultar um conselheiro antes do seu pastor, trabalhar mais em vez de observar o descanso etc.).

---

[27] Dicionário da Apple, "apostate".
[28] Dicionário da Apple, "apostasy".

3. *A fase de dúvidas.* Começam a surgir dúvidas sobre Deus — sobre sua existência, seu amor, seu desejo de envolvimento em sua vida cotidiana.

4. *A fase de despriorização da igreja.* A busca por autoaperfeiçoamento começa a substituir seu desejo por uma comunidade de crentes. Você tira a prioridade dos domingos e falta à igreja com frequência.

5. *A fase das desculpas.* Seus irmãos da igreja começam a tentar se reaproximar, e você inventa desculpas. Você não perdeu totalmente sua confiança na igreja local, então ainda se importa com o que essas pessoas pensam. Mas não cultiva mais um relacionamento com eles como antes.

6. *A fase do ofendido e do rompimento de relações.* O tempo passa, e agora você está fora da comunhão com sua família da igreja. Você acaba percebendo que o círculo de relacionamento dessas pessoas mudou, que eles conheceram novos amigos, a vida seguiu. Então surge o sentimento de ofensa. E o orgulho, que sempre precede a queda.

7. *A fase da rendição secular.* A perda do companheirismo cristão e a falta de tempo para a Palavra de Deus agora fazem você sentir um verdadeiro vazio. Sua paz foi embora, mas você é orgulhoso demais para retornar ao Príncipe da Paz ou à comunhão cristã. Como você se afastou da Palavra de Deus, sua vida está desprovida de qualquer conselho sábio. Você agora se volta totalmente para as influências seculares em busca de paz.

8. *A fase de substituições.* Essa busca faz você comprometer sua vida. Você anseia por paz, mas rompeu relações com o Príncipe da Paz e cortou os laços com a família dele. Portanto, agora procura substitutos como ioga ou meditação para encontrar paz, e usa álcool ou drogas (sejam elas prescritas ou ilegais) para tentar relaxar. Essas substituições abrem seu espírito para o mal, para espíritos enganadores que expulsam o Espírito Santo e a santidade que vem dele.

9. *A fase de decepção.* Você começa a tomar as piores decisões da sua vida. Pior: acha que, na verdade, essas são as melhores. Você está totalmente enganado, e aqueles que agora estão mais próximos percebem,

mas você se afastou de todos os seus verdadeiros amigos e rompeu todas as relações.

10. *Apostasia*. A combinação das provações, da opção pelo conselho secular em vez do bíblico, do afastamento da igreja com o orgulho que o levou a queimar pontes para provar que poderia fazer tudo por conta própria, agora o fez desprezar o que antes considerava precioso. Você agora duvida da validade e da infalibilidade até mesmo da Bíblia, e eventualmente duvida da ressurreição de Jesus. *Você está exatamente onde o inimigo queria que estivesse quando investiu pacientemente naquelas provações que colocou em sua vida. Você se tornou uma ovelha fora do aprisco, marcada para o abate e, agora, totalmente indefesa.*

O mais triste é que a última fase, na verdade, não é uma fase. É algo definitivo. A apostasia é a morte da fé. Isso não quer dizer que você não possa recuperá-la, porque, na verdade, pode. Não importa o quão longe de Deus esteja, você está apenas a um passo de distância. No entanto, aquele que escolheu o caminho da apostasia e depois retornou, deve fazer mudanças concretas para evitar cair novamente na incredulidade. Para fazer isso, você deve confrontá-la.

É verdade que as orações às vezes ficam sem resposta por causa do pecado, da apatia, do orgulho, da falta de perdão, da rebeldia ou de outras iniquidades. Sabemos disso, porque o Salmo 66:18 (NVI) diz: "Se eu acalentasse o pecado no coração, o Senhor não me ouviria." Mas, às vezes, há um outro motivo pelo qual a vida de oração parece insossa. Talvez seja porque você esteja tomando conta de toda a oração, fazendo-a sozinho, em vez de dar lugar ao Espírito Santo e deixar que ele ore através de você. Vamos discutir isso a seguir.

Oração do Espírito: confrontando seu bloqueio

Se eu tivesse a graça de obter uma bênção a mais, além da bênção da salvação, e pudesse garantir que todo cristão a tivesse, e se de alguma forma eu tivesse a capacidade de convencê-los a todos de que não devem parar de orar, buscar e pedir até que a experimentassem plenamente, seria isto: o batismo no Espírito Santo, com a evidência do falar em línguas e o uso diário disso como linguagem de oração.

Esse batismo no Espírito e suas disciplinas subsequentes mudaram minha vida drasticamente após 17 anos de um amor que eu já tinha por Jesus com cada fibra do meu ser. Mesmo depois de já estar no ministério. Na verdade, essa graça me fez amá-lo ainda mais. Mas como o Espírito Santo é uma personalidade distinta e singular na Trindade, sua "plenitude" em minha vida teve um impacto distinto em minha própria personalidade. Tornei-me mais criativa, mais motivada, mais positiva, mais ousada. (O Espírito Santo é como um *Mastermind* que aumenta a sua fé, então espere uma mudança tremenda quando ele entrar em cena!) No entanto, de alguma forma, apesar da minha capacidade repentina de me arriscar mais, orar mais e adorar com mais potência, ao mesmo tempo eu estava muito mais calma. Mais feliz e mais satisfeita. Menos perturbada pelas feridas do passado e pelas queixas do presente.

Pergunte a qualquer um que me conheceu antes e logo depois de 1993, quando recebi o batismo no Espírito. Eu mudei. Meus filhos diriam isso. Meus pais diriam isso Meu marido diria isso. Ou leia você mesmo meus textos dessa época e eles vão convencê-lo. Ainda assim, mesmo após ouvirem esses testemunhos extraordinários sobre o batismo no Espírito, muitos cristãos continuam céticos. Talvez tenham presenciado um testemunho medíocre do estilo de vida "cristão carismático", pessoalmente ou pela televisão. Talvez ainda não entendam completamente onde está essa bênção nas Escrituras, então dizem: "Jesus é tudo de que preciso." Mas já que, como disse, tenho o desejo de garantir que todo cristão experimente essa bênção, e já que você está aqui, lendo um dos meus livros, vou pedir-lhe que faça uma pausa comigo por alguns minutos e deixe-me abordar o que acredito que sejam os 12 bloqueios mais comuns para receber o batismo no Espírito Santo. (Se isso não for um problema e você não tiver bloqueios nessa área, pare e pense em pessoas que você conhece e que os têm. Você pode conhecer alguém, talvez várias pessoas, que tenham bloqueios nessa área essencial da vida no Espírito. Considere recomendar que elas leiam esta seção do livro.)

Aqui estão os 12 principais bloqueios, sem nenhuma ordem específica:

1. Você nem sabe muito bem o que é o batismo do Espírito Santo.
Vamos primeiro olhar para a Palavra de Deus, já que você deve formar todas as suas opiniões inteiramente com base nela, e não sob a perspectiva ou experiência de outra pessoa. As palavras de João Batista em Mateus 3:11 foram: "Eu vos batizo com água para arrependimento, mas aquele que vem após mim é mais poderoso do que eu, cujas sandálias não sou digno de levar. *Ele vos batizará com o Espírito Santo e com fogo*" (itálico da autora). Vemos aqui que o batismo no Espírito Santo não é uma doutrina irresponsável, louca ou antibíblica. É o que Jesus planejou para você. É o que ele deseja. Observe na Bíblia as três maneiras pelas quais o Espírito Santo opera — as três preposições que descrevem seus movimentos sempre que ele é mencionado no Novo Testamento:

- *com* (em grego, *para*) — É quando o Espírito de Deus envolve e, depois, atrai uma pessoa para Cristo antes da salvação, e então está *com* ele ou ela, como aparece em João 14:17 (NVI): "Mas vocês o conhecem, pois ele vive *com* vocês e estará em vocês."

- *em* (em grego, *en*) — Quando o Espírito Santo vier para viver *no* crente no momento da salvação, como aparece em João 14:20 (NVI): "Naquele dia compreenderão que estou em meu Pai, vocês *em* mim, e eu *em* vocês."

- *sobre* (em grego, *epi*) — É diferente do Espírito estar *com* ou *em* você; mas significa que ele vem *sobre* você e o batiza completamente, como usado em versículos como estes:

  » Atos 1:8 (NVI): "Mas receberão poder quando o Espírito Santo descer sobre vocês, e serão minhas testemunhas em Jerusalém, em toda a Judeia e Samaria, e até os confins da terra."

  » E Atos 8:16 (NVI): "pois o Espírito ainda não havia descido sobre nenhum deles; tinham apenas sido batizados em nome do Senhor Jesus."

» Também Atos 10:44 (NVI): "Enquanto Pedro ainda estava falando estas palavras, o Espírito Santo desceu sobre todos os que ouviam a mensagem."

» E, finalmente, Atos 19:6 (NVI): "Quando Paulo lhes impôs as mãos, veio sobre eles o Espírito Santo, e começaram a falar em línguas e a profetizar."

Leitores, o Santo Espírito quer muito mais do que apenas estar perto ou em você. Quer mergulhá-lo completamente em todas as coisas boas que ele tem para oferecer. Como gosto de dizer, ele quer fundir você em si mesmo! O batismo no Espírito Santo é um momento único que muitas vezes vem acompanhado pelo dom de falar em línguas (um dom de oração, que discutiremos mais adiante). E, depois, esse tipo de oração pode e deve acontecer sempre de novo. Assim, as línguas podem acompanhar o batismo no Espírito Santo, mas também podem vir antes ou depois dele.

2. Sua denominação não enfatiza o batismo no Espírito Santo, e você não consegue se lembrar de nenhum exemplo na Bíblia de pessoas orando em línguas.
Alguém que diz isso nunca leu o livro de Atos enquanto pessoa faminta — quer dizer, *verdadeiramente* faminta por mais de Deus! Porque se você tiver esse tipo de fome, não deixará de jeito nenhum que esses exemplos se percam! Veja estes versículos do livro de Atos:

Porquanto João, de fato, batizou com água, entretanto dentro de poucos dias vós sereis batizados com o Espírito Santo (Atos 1:5).

E todos ficaram cheios do Espírito Santo e começaram a falar em outras línguas, conforme o Espírito lhes concedia que falassem (Atos 2:4).

Partiu, pois, Ananias e entrou na casa. E, impondo-lhe as mãos, disse: "Irmão Saulo, o Senhor Jesus, que te apareceu no caminho por onde vinhas, enviou-me para que voltes a ver e sejas cheio do Espírito Santo" (Atos 9:17).

> *Enquanto Pedro ainda dizia essas coisas, desceu o Espírito Santo sobre todos os que ouviam a palavra. E os crentes entre os circuncisos que vieram com Pedro ficaram maravilhados, porque o dom do Espírito Santo foi derramado até sobre os gentios. Pois eles os ouviam falando em línguas e exaltando a Deus* (Atos 10:44-46).

> *E aconteceu que, estando Apolo em Corinto, Paulo passou pelo interior e chegou a Éfeso. Lá encontrou alguns discípulos. E ele lhes disse: "Vocês receberam o Espírito Santo quando começaram a crer?" E eles disseram: "Não, nós nem ouvimos dizer que existe um Espírito Santo." E ele disse: "Em que tipo de batismo fostes batizados, então?" Eles disseram: "No batismo de João." E Paulo disse: "João batizou com um batismo de arrependimento, ordenando ao povo que cresse naquele que havia de vir depois dele, isto é, Jesus." Ao ouvir isso, eles foram batizados em nome do Senhor Jesus* (Atos 19:1-5).

> *E, impondo-lhes Paulo as mãos, veio sobre eles o Espírito Santo, e começaram a falar em línguas e a profetizar* (Atos 19:6).

Então, sim, apesar do que sua denominação tenha ou não enfatizado para você, a própria Palavra de Deus está lhe fazendo um convite para experimentar esse batismo e o dom de oração que dele provém.

3. Você se sente desconfortável em relação ao assunto.
Como eu disse no tópico 1, falar em línguas é apenas um dom de oração. Pense nisso como uma oração perfeita. Você está permitindo que o Espírito Santo ore usando a sua voz. E lembre-se: pode confiar em Deus. Ele nunca lhe daria algo que fosse ruim, como Jesus nos assegurou em Mateus 7:9-11: "Ou qual dentre vós é o homem que, se o filho lhe pedir pão, lhe dará uma pedra? Ou se lhe pedir peixe, lhe entregará uma cobra? Assim, se vós, sendo maus, sabeis dar bons presentes aos vossos filhos, quanto mais vosso Pai que está nos céus dará o que é bom aos que lhe pedirem!"

4. Você já sabe que o batismo aparece no livro de Atos, mas não tem certeza se Deus fala em algum outro lugar sobre usar esse dom de oração, ou sobre sua validade.
O apóstolo Paulo descreve exatamente isso em sua primeira carta aos Coríntios, quando ensina sobre os nove dons do Espírito Santo. Dois desses dons são o falar em línguas e sua interpretação (ver 1Coríntios 12:4-11). E depois, Paulo dá instruções sobre como esses dons são exercidos para o bem de todos, por exemplo, em um culto na igreja. Todo o capítulo de 1Coríntios 14 fala tanto da validade quanto da necessidade de usar esse dom quando estivermos em oração. No versículo 14, Paulo nos diz: "Pois, se oro em uma língua meu espírito também ora, mas o meu intelecto fica improdutivo." Então, orar em línguas é a oração do Espírito. É orar com seu espírito e não com sua mente. É orar o que está na mente de Deus em relação a um assunto, e não o que está na sua.

5. Você acha que orar em línguas é para outras pessoas, mas não para você.
"Agora quero que todos vocês falem em línguas", diz Paulo em 1Coríntios 14:5. Deus quer que você deseje sinceramente os dons espirituais. O dom de línguas o edificará, mas é claro que o objetivo maior de Deus é edificar toda a Igreja. Paulo explica melhor nos versículos 1-4:

> Segui o caminho do amor e exercei com zelo os dons espirituais; contudo, especialmente o dom de profecia. Porquanto quem se expressa em uma língua estranha, não fala aos homens, mas a Deus. De fato, ninguém o compreende, pois em espírito fala mistérios. Entretanto, quem profetiza o faz claramente para edificação, encorajamento e consolação de todas as pessoas. Quem fala em uma determinada língua a si mesmo se edifica, mas quem profetiza edifica a Igreja.

6. Você está confuso sobre se "orar no Espírito" é ou não o mesmo que orar em "línguas".
Estou feliz em lhe dizer que sim, que é a mesma coisa. Paulo diz: "Pois, se eu orar em outra língua, o meu espírito ora" (1Coríntios 14:14).

Então você pode usar "orar no Espírito" com o mesmo sentido que diz "orar em línguas."

7. Em termos de ministério, você não tem certeza se uma oração que ninguém entende tem muita validade.
Essa é uma preocupação legítima, mas como Deus diz em sua Palavra por meio do apóstolo Paulo: "Porquanto quem se expressa em uma língua estranha, não fala aos homens, mas a Deus. De fato, ninguém o compreende, pois em espírito fala mistérios" (1Coríntios 14:2). Assim como há muitas línguas na terra, há também uma língua divina que o Espírito entende. Ele anseia por encher você com essa linguagem, ajudando você a acertar melhor o alvo quando estiver orando por suas necessidades e pelas necessidades dos outros. Isso cumpre a promessa de Cristo de lhe enviar um "Ajudador". Como Paulo também escreveu: "Da mesma forma, o Espírito nos ajuda em nossa fraqueza. Porque não sabemos orar como convém, mas o Espírito mesmo intercede por nós com gemidos inefáveis" (Romanos 8:26).

Assim, observamos que não apenas temos dificuldade em entender uns aos outros ou até desconhecemos sobre o que estamos orando quando oramos no Espírito; mas, muitas vezes, também não sabemos o que orar, mesmo quando estamos tentando orar em inglês (ou português; ou em qualquer língua que estejamos usando). Precisamos da ajuda do Espírito o tempo todo para orar! "Porque os meus pensamentos não são os vossos pensamentos, nem os vossos caminhos os meus caminhos", Deus nos diz em Isaías 55:8. No entanto, quando o Ajudador *nos usa* para orar, fazemos uma oração perfeita. Não apenas não interferimos no caminho de Deus; mas também estendemos o tapete vermelho para respostas mais rápidas.

8. Você diz que Jesus não disse nada sobre falar em línguas, então é algo que não lhe interessa.
Na verdade, Jesus abordou as línguas! Ele disse no evangelho de Marcos que estes sinais acompanharão aqueles que crerem: "Em meu Nome expulsarão demônios; em línguas novas falarão. Pegarão

serpentes com as mãos; e, se algo mortífero beberem, de modo nenhum lhes fará mal, sobre os enfermos imporão as mãos e eles serão curados!" (Marcos 16:17-18). Falar em línguas não é um conceito estranho para Jesus, e não deveria ser para você. Simplesmente é a linguagem do céu — uma linguagem que você precisa começar a empregar!

9. Você não tem certeza do que, na prática, a oração em línguas fará em sua vida; e você se sente bem com a forma como ora atualmente. A verdade é que orar em línguas é muito mais do que apenas uma ferramenta de oração. É algo que fortalecerá sua fé. Orar em uma linguagem celestial invoca o céu em seu favor. E, à medida que você começa a ver esses resultados, sua fé se transforma em uma força sobrenatural atuando diante dos seus olhos! Quando a Escritura nos diz que, como amados de Deus, você e eu devemos estar "nos edificando em nossa fé santíssima e orando no Espírito Santo" (Judas 1:20), Deus está descrevendo como a oração em línguas transforma literalmente a nossa fé numa coisa santa. E, por que não, já que é a linguagem do Espírito Santo? "Portanto, devemos orar no Espírito em todas as ocasiões, como diz a Palavra: Orem no Espírito em todas as ocasiões, com toda oração e súplica; tendo isso em mente, estejam atentos e perseverem na oração por todos os santos." (Efésios 6:18; NVI). Embora Deus ame as outras orações "normais" que você faz, ele adora fazer essa parceria porque assim pode ser a ajuda em sua vida, na situação atual, uma vez que, deste modo, você permite que ele lhe mostre coisas que de outra forma não saberia como incluir na oração. E isso acontece muitas vezes quando se ora no Espírito. Lembre-se de Jeremias 33:3: "Invoca-me e te responderei, e te revelarei conhecimentos grandiosos e inacessíveis, que não sabes."

10. Você não sabe muito bem o que interpretar quando ora no Espírito. Por mais bobo que isso pareça, não parecia bobo para mim quando eu estava começando a aprender sobre esse assunto e achava que estaria arrumando sérios problemas com Deus se não tivesse imediatamente uma interpretação toda vez que orasse em línguas. Eu me baseava naquela passagem em que Paulo aborda a oração em línguas deste modo: "Mas, se não houver quem interprete, cada um fique calado na igreja e fale consigo mesmo e com Deus" (1Coríntios 14:28). O que Paulo descreve aqui, no entanto, é a melhor forma de agir em um ambiente comunitário. Mas quando você está sozinho e ora no Espírito, fala diretamente com Deus e não precisa temer fazer nada errado. Fique em paz. Na verdade, muitas vezes acho que quanto mais relaxo e apenas paro e oro no Espírito, mais Deus começa a acelerar minha mente sobre o que orar em inglês, ou com alguma palavra de encorajamento ou profecia para outra pessoa (ou para mim mesma). Essa então se torna a interpretação, e acredite em mim, esses momentos de prática da presença de Deus feitos dessa maneira, e a própria oração no Espírito, rendem frutos abundantes e duradouros — tanto em sua vida quanto na daqueles por quem você ora!

11. Você está aberto ao batismo no Espírito Santo e já o pediu repetidamente, mas nada aconteceu ainda.
Se você pediu o Espírito Santo, então você já o tem! Como Lucas 11:13 nos diz: "Quanto mais o Pai celestial dará o Espírito Santo àqueles que lhe pedirem!" Portanto, mude sua perspectiva e, em vez disso, agradeça a Deus por ele lhe ter dado o seu Espírito Santo. Então peça a ele que simplesmente deixe esse dom se manifestar com sua nova linguagem de oração. Seja paciente, mas persistente. Se o orar em línguas não acontecer imediatamente, trate sua busca menos como um hobby e mais como um trabalho de tempo integral. Mergulhe em adoração profunda, durante a qual você usa sua voz para louvar e orar. Fique disponível e atento. Sei que isso pode soar estranho, mas aceite o sim como resposta. Nunca admita que Deus tenha dado a todos esse dom e não a você. Você pediu pão a ele, e ele não lhe dará uma pedra.

12. Você espera receber um vocabulário pleno dessa nova linguagem espiritual de uma só vez e ela ainda não veio, deixando você cheio de dúvidas e, muitas vezes, desencorajado.
Da mesma forma que você não começou a falar sua língua materna com frases completas já quando criança, também não se espera

que faça o mesmo com sua linguagem de oração. Na verdade, comigo foi assim: certa noite ouvi algumas sílabas enquanto estava na cama e senti Deus me dizendo para repeti-las, e foi o que fiz. Foi bem estranho, do mesmo jeito que, acho que em 1979, meu sobrinho estava tentando dizer "Vovó" para minha mãe e saiu "Bobó"! Todos nós tentamos fazê-lo pronunciar corretamente, mas mamãe ficou contentíssima. Era uma experiência única. Seu primeiro neto havia falado com ela, e nada mais importava. Em pouco tempo, mamãe estava bordando essas duas preciosas sílabas onde quer que pudesse costurá-las, e todos nós sabíamos que ela seria, daquele momento em diante, "Bobó", para todos os netos que viessem (e até hoje a chamam assim, mais de quarenta anos depois).

Portanto, não despreze os primeiros passos. Deus está emocionado ao ver você aprender com ele. O Senhor ama suas duas ou três sílabas. As minhas serviram-me muito bem durante alguns meses e até ajudaram a poupar a minha vida duas vezes durante esse tempo. (Acredito que esses acontecimentos estiveram diretamente relacionados aos meus inícios na utilização dessa ferramenta de oração.) Então, certa noite, eu assistia a uma programação cristã na televisão e minha vida mudou completamente. O ministro perguntou quem gostaria que o batismo no Espírito Santo acontecesse em sua igreja, então eu me ajoelhei exatamente onde estava, na minha sala de estar. Eu já havia pedido muitas vezes, mas não estava tão convencida assim para pedir de novo. Oferecei a Deus as poucas sílabas que tinha ouvido meses atrás, mas dessa vez, quando comecei a orar, *bum!* — o Espírito Santo caiu sobre mim, e eu senti como se um rio estivesse sendo derramado no topo do meu cérebro e saindo diretamente pela minha boca! Era uma linguagem inteiramente nova que eu não conseguia conter, controlar ou compreender. Mas eu estava diferente. Eu me sentia mais forte, invencível! E nunca, nem uma vez, perdi esse sentimento.

Ainda choro ao pensar naquele encontro. Na verdade, agora estou sentada a poucos metros de onde tudo aconteceu. Pensando bem, o lugar que ocupo agora é *exatamente* onde a câmera da TV estava naquela noite. Em outras palavras, sou agora a pastora naquele mesmo lugar, *convidando* você para vir à frente e receber o batismo no Espírito Santo.

Estou ansiosa para que você decida colocar em prática as orações — que transformam vidas! — deste capítulo. E oro para que você as faça! Orei nesta intenção esta manhã.

Mais uma vez, responda às seguintes questões. Quando chegar ao fim do livro, use as respostas de hoje para o dia 8 do meu programa "Dez dias para uma vida de sono e sonhos mais profundos" no fim do Capítulo 10.

Questões e oração

1. Cite duas coisas que o impedem de passar mais tempo em oração.
2. Cite dois bloqueios que você pode ter quanto ao batismo no Espírito Santo, ou quanto a passar mais tempo orando no Espírito.

Ore em voz alta:

Querido e precioso Espírito Santo, estou percebendo que tantas vezes você me chamou para orar, e eu ignorei. Me perdoe. Nunca deixe de me chamar! Exponho os motivos que me impedem de orar mais, e peço-lhe que abra o caminho para que eu tenha um tempo contigo todos os dias, sem interrupções ou distrações. Estou lhe mostrando as minhas dúvidas. Eu sirvo ao Deus do impossível! Espírito Santo, sei que haverá momentos em que não saberei o que orar e precisarei aprender a confiar mais na oração do Espírito. Ó Deus, batiza-me com o seu Espírito Santo, segundo a sua Palavra! Ensina-me a usar esta nova linguagem para confundir meus inimigos e ver a vontade de Deus em minha vida! [Se você "ouvir" alguma sílaba enquanto faz uma pausa na oração aqui ou nos próximos dias, a pronuncie. Deixe o Espírito Santo lhe dar expressão. Confie nele, e assim como quando você orou por salvação, exerça a fé com este tipo de oração.] *Em pouco tempo, sei que o Rio de Deus correrá por mim e me encherá até transbordar. Obrigado pelo que está criando em mim, Senhor: expectativa, fé e discernimento! Em nome de Jesus, amém!*

9

O DESPERTADOR AO LADO DA SUA CAMA

Você leu a mensagem na parede no capítulo anterior e enfrentou muitas coisas para trazer mudanças duradouras à sua vida. Mas agora que as luzes provavelmente estão apagadas e a noite chegou, vamos encarar os fatos: o amanhã virá com seus novos desafios, e você deve planejar *agora* como reagir a eles.

Assim como você pode contar com o despertador ou o celular ao lado da cama para tocar o alarme no horário definido, pode contar com o fato de que o estresse também tocará seus próprios alarmes diariamente. Você pode e deve organizar sua vida de modo a minimizar a chance de sofrer com o caos e o estresse. Ainda assim, haverá as "incógnitas" previsíveis — os causadores de estresse (os chamados *estressores*) que serão os gatilhos do amanhã, os limites que você está questionando e as mudanças que sabe que precisa fazer.

Ao contrário do seu despertador ou do seu celular, que são programados e previsíveis, as situações estressantes decorrentes dessas diferentes áreas não são. O que é previsível é como você decidirá responder a eles, e como escolherá filtrá-los para não ficar nadando em suas consequências o dia todo. A pessoa que fica nadando em meio ao estresse o dia todo certamente é alguém que nunca entregará o que precisa a Deus antes de ir dormir.

Estressores: estabelecendo um plano para amanhã

Como ter certeza de que está pronto ou pronta para enfrentar os gatilhos de estresse do amanhã? Experimente estes três passos importantes, todos começando com a letra A: aceitação, atribuição e alinhamento.

Passo 1: Aceitação

Aceite que a situação passou pela mão de Deus até chegar a você. Não que ele seja o causador das adversidades — as Escrituras nos mostram que ele não é esse tipo de Pai. Mas ele também não estava de férias quando o fato aconteceu, como gosto de dizer. Ele permitiu, e você deve se perguntar por quê. Encontrar a resposta para esse mistério traz o propósito de que você precisa para superar o problema.

Todas as perguntas que carregam um "Por quê?" em sua vida o levam a dar a Deus toda a sua atenção e ouvir sua voz com mais clareza. Elas se destinam a fortalecê-lo, e não a estressá-lo ou afligi-lo. Primeiro, pare e aceite que a situação estressante que você está enfrentando passou pela mão de Deus até o alcançar, então pergunte a ele o porquê. Jó fez isso. Jesus fez isso. Agora é sua vez de fazê-lo. Talvez a resposta não venha por meio de uma voz audível, mas provavelmente trará um ponto de vista inédito sobre a situação. Você vai ver as coisas de uma nova maneira e adquirir uma perspectiva diferente. Permaneça naquele lugar e permita que a voz mansa e delicada de Deus fale. Não será nada confuso ou complicado.

Mas talvez lhe proporcione um momento de epifania no qual você sentirá como se uma pequena luz no meio da escuridão mostrasse um novo caminho. E, às vezes, haverá uma inundação de luz que tornará tudo nítido para você instantaneamente, começando com seu humor.

Passo 2: Atribuição

Nesse passo, se Deus lhe mostrar por que ele permitiu que uma tristeza ou algum desafio passasse pela peneira de sua mão até lhe atingir, então você tem que executar sua tarefa — colocar fé no que ouviu e fazer as mudanças necessárias para evitar que tal situação ocorra novamente.

Por exemplo, digamos que você esteja estressado porque não pode pagar suas contas. Mas vamos supor que você não possa pagá--las porque se demitiu do emprego precipitadamente depois de se desentender com um colega de trabalho. Nesse caso, Deus pode lhe dizer para pensar duas vezes antes de tomar uma decisão tão precipitada novamente. Sua tarefa seria então escolher o crescimento. Embora isso não pague suas contas naquele mesmo instante, traz a paz imediata que a obediência a Deus proporciona (o que levará à provisão de que você precisa, eu lhe garanto).

Mas o que você faz quando um estresse ou uma provação não é causa direta de sua culpa — como quando um cônjuge o abandona? Ainda assim, é preciso pedir ao seu Pai celestial que mostre a você sua perspectiva. Volte no tempo até muito antes da partida de seu cônjuge e, para começar, pergunte a Deus se ele o liberou para se casar com essa pessoa. Se a resposta for sim, seu coração será inundado por uma paz que o fará ter certeza de que está em sintonia com a vontade de Deus e que ele está presente para lutar por você (enquanto você mantém o coração limpo e livre da falta de perdão). O Senhor pode ou não lhe mostrar naquele momento que seu casamento será restaurado, mas a paz recebida permitirá que você entregue tudo ao Pai e vá para a cama tranquilo à noite.

Se a resposta à sua pergunta for não, e o casamento não era o plano de Deus para você, saiba que isso não o isenta do voto feito ao seu cônjuge, mas pode explicar o conflito. Ou talvez o Senhor possa trazer à sua mente maneiras pelas quais você falhou em cumprir seus votos ao seu cônjuge, juntamente com outros modos de empreender mudanças e até mesmo de fazer as pazes.

A questão é que, em ambos os últimos exemplos, há mais uma vez a atribuição e o convite ao crescimento. Não traz seu cônjuge de volta naquela noite, mas traz a paz e a esperança de que você precisa, o que, por sua vez, trará uma melhor noite de sono.

O que você deve fazer se perguntar a Deus e *não* receber nenhuma resposta ou tarefa para executar? Isso acontece com todos nós cedo ou tarde, o que nos leva ao passo 3, que é o alinhamento.

Passo 3: Alinhamento
Depois de ter levado sua situação estressante a Deus, tê-lo perguntado por que permitiu que ela chegasse até você, e ter ouvido nada além

do cricrilar dos grilos como resposta, pode ser que você esteja fora do alcance da voz do Senhor. Ele pode estar falando, mas é como se você e Deus estivessem em frequências de rádio completamente diferentes. Você deve tentar sintonizar em algum canal no qual já o tenha ouvido alguma outra vez.

Pense em um momento em que você se sentiu mais próximo de Deus e conseguiu tomar decisões com tranquilidade e sem estresse. O que você estava fazendo de diferente? Sua conexão com outros crentes diminuiu desde então? Será que essas pessoas foram substituídas por outros amigos que desprezam o Espírito Santo ou a santidade, que é o fruto presente na vida daqueles que caminham junto dele? Você está dedicando menos tempo à Palavra de Deus ou à oração? Se a resposta for sim, realinhe-se com ele. Volte para o seu "primeiro amor", que, aliás, não é uma frase retirada de um filme romântico dos anos 1990. É saída direto do livro de Apocalipse, quando Cristo está se dirigindo às sete igrejas:

> Conheço as tuas obras, tanto o teu trabalho árduo como a tua perseverança, e que não podes tolerar pessoas más, e que puseste à prova aqueles que a si mesmos se declaram apóstolos, mas não são, e descobriste que eram impostores. Tens perseverado e suportado sofrimentos de toda espécie por causa do meu Nome, e não te deixaste desfalecer. Entretanto, tenho contra ti o fato de que abandonaste o teu primeiro amor. Recorda-te, pois, de onde caíste, arrepende-te e volta à prática das primeiras obras. Porquanto, se não te arrependeres, em breve virei contra ti e tirarei o teu candelabro do seu lugar (Apocalipse 2:2-5, NVI).

Ele pode estar falando,
mas é como se você e Deus estivessem em
frequências de rádio completamente diferentes.
Você deve tentar sintonizar em algum canal
no qual já o tenha ouvido alguma outra vez.

Se você não consegue perceber nenhum direcionamento de Deus quando ora a respeito de seus estressores ou quando tenta entregá-los a ele, não vire as costas e fuja: ligue para um amigo, faça um lanche ou qualquer outra coisa que esteja propenso a fazer. Insista. Seja paciente. É nesse tempo de incertezas que, mais do que nunca, você precisa de um sonho profético direcional de Deus. Se você não se aquieta em sua presença, pode nunca conseguir dormir, continuar dormindo e alcançar o sono profundo necessário para realizar os ciclos de sono que fisiologicamente permitem que o sonho aconteça. Fique aqui. Invista no seu espírito. Considere um jejum para alimentar seu "homem espiritual" interior com uma oração extra de escuta.

Certa vez, ministrei um ensinamento chamado "A dieta da mente". Na verdade, quase escrevi um livro com esse título, e talvez um dia ainda escreva. Usei a mesma ilustração para os sermões e devocionais, e até fiz um devocional online certa vez (que você pode ver aqui: https://youtu.be/7tPrdoigrU4). Nesse ensinamento, eu pego um talo de aipo e deixo de molho durante a noite em um copo de água cheio de corante vermelho. Em apenas alguns instantes, a vermelhidão começa a subir pelo caule. Pela manhã, é possível ver que mesmo as folhas que estão no fim do talo já estão ficando vermelhas. O motivo dessa experiência é, na verdade, encorajá-lo a se alimentar da Palavra de Deus e saturar sua mente com a voz que ali ressoa, para que você a reconheça quando ele lhe falar fora da sua Palavra escrita.

Você precisa meditar a Palavra de Deus — lendo e relendo uma passagem até que o Espírito Santo a ilumine. Se fizer isso, logo perceberá que está pensando de forma diferente a respeito de sua situação, seus relacionamentos e até sobre si mesmo. E aquilo no que pensa é aquilo no que se transforma. Provérbios 23:7 nos diz: "Porque, como ele [um homem ou qualquer um] pensou em seu coração, assim ele é."

A Palavra de Deus também deve ser uma de suas últimas meditações antes de dormir. Descobri que isso faz os sonhos se tornarem cristalinos. Aqui está um bom versículo com o qual se aconchegar todas as noites. Repita-o para si mesmo, e ordene que sua mente se sujeite ao seu espírito e receba apenas os sonhos que Deus deseja: "Concluindo, caros irmãos, absolutamente tudo o que for verdadeiro, tudo o que for honesto, tudo o que for justo, tudo o que for puro, tudo o que for amável, tudo o que for de boa fama, se houver algo de excelente ou digno de louvor, nisso pensai" (Filipenses, 4:8).

Questionando limites: mapeando suas metas

Chris e eu trabalhamos em casa. Pode-se dizer que vivemos, mais ou menos, em nosso escritório. Moramos na mesma casa há trinta anos, e aqui criamos seis filhos, demos as boas-vindas a 11 netos, administramos nossos negócios, escrevi todos os meus 25 livros, Chris administra todo o funcionamento interno da igreja Eastgate, e é até onde Eastgate nasceu: em nossa sala de estar (um parto domiciliar)! Estamos em nossa casa 24 horas por dia, e estamos juntos 24 horas por dia. Isso dá 1.440 minutos por dia e 10.080 minutos por semana. Obviamente, saímos de vez em quando, mas minha questão é que muitas coisas que fazemos são geradas aqui!

Uma das coisas que começamos a fazer em 2019, para criar períodos de lazer em nossa rotina, mudar nosso ritmo e nos forçar a um tempo de relaxamento, foi parar e assistir a um filme — alguma coisa bem leve, que não nos obrigasse a pensar — ou encontrar algum tipo de série de TV da qual pudéssemos assistir a um episódio de cada vez. Encontramos uma no History Channel que serviu ao nosso propósito de relaxar durante cinco minutos (antes de eu perceber que dali sairia um sermão, ou algo sobre o qual escrever). Sempre que sinto uma inspiração, nunca sei se ela tomará a forma de um livro, um sermão, ou um episódio do meu programa. Dessa vez, a inspiração serviria a dois desses três meios, e eu soube quase instantaneamente. O programa a que estávamos assistindo chamava-se *How the States Got Their Shapes* [Como os Estados se formaram], uma série fascinante sobre as fronteiras de cada estado e como cada linha do mapa estadunidense tem uma história. Eu faria você se se sentar e assistir ao episódio inteiro se pudesse, mas, em vez disso, selecionei alguns pontos interessantes, porque acho que são relevantes para nossa discussão a respeito de sua vida, começando por esta noite.

O programa, apresentado por Brian Unger e baseado no livro de Mark Stein, *How the States Got Their Shapes* (Harper Paperbacks, 2016), é uma mistura de história, geografia e civismo. Mas quando você adiciona a Escola Dominical e um pouco de psicologia, a coisa fica realmente interessante! A história de como cada estado estadunidense ganhou seu formato — devido a 12 fatores distintos que determinaram suas fronteiras — me fez lembrar de como as fronteiras que uma pessoa coloca em torno de sua vida podem configurar seu futuro e se os sonhos dela vão se cumprir ou não.

Estamos falando bastante dos sonhos noturnos, mas precisamos dedicar um tempo para falar daqueles sonhos que temos acordados — os objetivos que traçamos para nossa vida e nosso futuro. Assim como nossos estados, países e continentes devem ter fronteiras para fins básicos de identificação e definição, sua vida não é diferente. E assim como as decisões geográficas tomadas no passado determinaram o futuro do país, suas circunstâncias passadas também determinarão suas "fronteiras", se você permitir. Mas é muito melhor deixar Deus determinar as fronteiras que definem sua vida, que indicarão até seu caminho de todo dia. Ele é o único que tem o mapa da sua vida nas mãos.

Então, quais seriam aqueles 12 fatores que formaram nossas fronteiras? O interessante é que, de certo modo, cada um desses fatores era uma barreira. Um desafio entre territórios que estavam sendo disputados. À medida que passamos por essas coisas, você verá rapidamente o paralelo entre esses obstáculos e as fronteiras de sua vida. Deus estabeleceu as fronteiras da sua vida para serem espaçosas e amplas, e para permitir muitas aventuras. Mas o inimigo também planejou traçar divisas em sua vida, com as quais quer restringi-lo e fazê-lo pensar que é totalmente incapaz de cumprir seu destino. Vamos dar uma olhada rápida nos 12 fatores que o programa sobre os estados menciona, que também podem se aplicar às suas fronteiras e às minhas.

1. Água: Antes do surgimento do transporte moderno, com suas rodovias e aviões, todos viajavam pela água. Isso mesmo, a água não era apenas água. Era a fonte de todo o comércio, transporte, economia e vida. Na verdade, você pode se perguntar ao olhar para um mapa por que todos os estados do leste têm bordas irregulares, enquanto todos do oeste se assemelham a caixas. Isso acontece porque, na metade leste do território, as fronteiras estaduais foram formadas por hidrovias nos primórdios do país. Com o advento das ferrovias, no entanto, os estados foram demarcados por trilhos de trem, o que aconteceu na metade oeste dos Estados Unidos.

Aplicação: Pense nos cursos da água em sua vida — principalmente nas feridas que doeram tanto que você chorou (ou quis chorar) um rio de lágrimas. Aquele rio formou uma fronteira que seu coração disse que nunca mais cruzaria. Tornou-se um "estado de espírito" para você. Hoje, quero lhe falar sobre Apocalipse 21:4 (KJV): "Ele lhes enxugará dos olhos toda a lágrima; não haverá mais morte, nem pranto, nem lamento, nem dor, porquanto a antiga ordem está encerrada!"

2. Demandas: Embora a vida fosse muitas vezes dura e perigosa junto às vias navegáveis, viver ali era necessário para os primeiros estadunidenses. Tornava as viagens mais acessíveis, além de oferecer água para beber, lavar utensílios e tomar banho. Os colonos corriam até o risco de ficarem vulneráveis aos perigos das inundações para construir seus assentamentos ao longo das margens dos rios, tudo devido à demanda por um abastecimento regular de água.

Aplicação: Algumas pessoas, apesar de saberem onde estão seus limites e fronteiras, exigem que você construa sua vida em um lugar vulnerável e às vezes perigoso. Talvez seja um chefe do qual você não pode fugir e que se torna uma fonte de estresse permanente. Talvez seja um casamento ruim que se torna uma fonte de tristeza da qual você não pode escapar. Ou comportamentos abusivos. Ou negligência. Se você está cercado por estresse e tristeza, eu proclamo o salmo 30:5 sobre você: "O choro pode durar uma noite, mas a alegria vem pela manhã."

3. Guerras: No início da América do Norte, agentes estrangeiros, como espanhóis, franceses e ingleses, tomaram decisões que deflagraram guerras. Eles também massacraram muitos colonos cuja única opção era obedecer ou morrer. Muitas das fronteiras dos Estados Unidos foram, portanto, formadas devido à influência estrangeira.

Aplicação: Quais são as guerras em sua vida? Como as influências estrangeiras que não levaram em conta o chamado de Deus para a sua vida o moldaram? Torne-se um guerreiro para enfrentar os embates que acontecem em sua vida. Sobre suas batalhas futuras, eu proclamo Efésios 6:11: "Vistam toda a armadura de Deus, para poderem ficar firmes contra as ciladas do diabo."

4. Pessoas: Assim como as guerras no início dos Estados Unidos foram causadas por influências estrangeiras, cada uma dessas guerras também pode ser diretamente rastreada até chegar a uma pessoa que exerça autoridade — um alguém que ultrapassou os limites de sua jurisdição.

Aplicação: Você acabou de identificar as guerras da sua vida no número 3; agora, pergunte a si mesmo: *Quem são as pessoas que exercem autoridade e que estão traçando um limite ao seu bel-prazer em minha vida, fora da vontade de Deus?* Você não quer que uma autoridade ímpia tome as rédeas da sua vida. Deus *quer* figuras de autoridade em sua vida, mas não agentes ímpios que deem as cartas e desgastem sua vida, tornando seus dias cada vez piores. Pode ser que você consiga escapar desses relacionamentos rapidamente, mas também pode ser que esteja comprometido neles pela lei de Deus e pela lei do homem. Se esta é a sua condição, proclamo sobre você Romanos 12:19-21 (NVI): "Amados, nunca procurem vingar-se, mas deixem com Deus a ira, pois está escrito: 'Minha é a vingança; eu retribuirei', diz o Senhor. Pelo contrário: 'Se o seu inimigo tiver fome, dê-lhe de comer; se tiver sede, dê-lhe de beber. Fazendo isso, você amontoará brasas vivas sobre a cabeça dele.' Não se deixe vencer pelo mal, mas vença o mal com o bem."

5. Diferenças religiosas: As linhas de Maryland foram traçadas para os católicos (terra de "Maria"), as da Pensilvânia para os quacres, e o topo do semicírculo de Delaware foi criado para proteger os holandeses desses quacres.

Aplicação: Quero desafiar as fronteiras religiosas que você colocou em seu relacionamento com Jesus Cristo. Ele não é batista, metodista nem mesmo um estadunidense branco. Eu clamo sobre você Efésios 4:5-6 (NVI): "Há um só Senhor, uma só fé, um só batismo, um só Deus e Pai de todos, que é sobre todos, por meio de todos e em todos." Também o desafio a encontrar uma igreja cristã que creia na Bíblia e seja guiada pelo Espírito, que não coloque fronteiras em torno de sua adoração. Lembre-se de 2Coríntios 3:17 (NVI): "Ora, o Senhor é o Espírito, e onde está o Espírito do Senhor, há liberdade."

6. Divisões: Todas as primeiras fronteiras dos Estados Unidos demarcadas por um topógrafo causavam divisão. Ele pegava a terra de uma pessoa e dava a outra, e se você caísse do lado errado, poderia muito bem estar vivendo em um estado diferente em questão de segundos.

Aplicação: Esta é uma comparação mais interpessoal/intrapessoal que estou fazendo, diferente das anteriores, nas quais falamos de pessoas exercendo autoridade em ambientes mais corporativos. O que quero abordar aqui tem mais a ver com as divisões em seus relacionamentos e as consequências emocionais dessas fronteiras. Você só pode conversar sobre determinados assuntos com certos membros de sua família, por exemplo, se tiver certeza de que pisa em terreno seguro. Especialmente se o assunto for religião ou política. É melhor se abster de comentar esses temas porque você sabe no que vai dar. Aprender sobre essas *minas terrestres* pode tê-lo feito retirar seu coração de um relacionamento há muito tempo. Se o fez por medo, aconselho agora a encará-lo. Mas se o fez para preservar um relacionamento e conservá-lo na paz, então eu o abençoo com Romanos 12:18: "Se possível, no que depender de você, esteja em paz com todas as pessoas."

7. Compromissos: Você já ouviu falar da Linha 36-30? O Compromisso de Missouri de 1820 instituiu o paralelo 36°30' com o limite norte, onde a escravização ainda era legal, nos territórios ocidentais.

Como parte desse compromisso, o Maine (que antes fazia parte de Massachusetts) foi admitido como um estado livre.

Aplicação: Por volta de 2012, alguém me deu uma palavra profética: "Chega de decepções." E a pessoa acrescentou: "Não tenho certeza de que você nunca mais vai se decepcionar, ou se é apenas para diminuir suas expectativas e evitar decepções." Na prática, o que aconteceu foi a última colocação. Eu nem sabia que havia agido assim antes, em dois relacionamentos específicos, até que Deus me enviou duas novas pessoas que me ajudaram a ver que minhas expectativas anteriores *vinham do próprio Deus*. Ele não queria que eu me comprometesse. Mas eu já o havia feito, e embora isso tenha me poupado da decepção, vejo agora que também teve como consequência o fato de ter deixado de buscar o *melhor de Deus* nesses relacionamentos. Eu me segurei por medo. Não deixe que o compromisso faça cicatrizes no mapa de sua vida. Como a Linha 36–30 do governo, você deve decidir de que lado da fronteira viverá — do lado da escravização ou do lado da liberdade. Lembre-se de João 8:36: "Portanto, se o Filho vos libertar, verdadeiramente sereis livres."

8. Escravização: Como afirmei anteriormente, a escravização influenciou na formação de muitas fronteiras dos primeiros estados estadunidenses.

Aplicação: O que tem lhe escravizado? Vício? Medo? Rejeição? Comportamentos abusivos? Tudo isso estabelece fronteiras que lhe aprisionam. Entregue-se hoje para Deus! Lembre-se de Gálatas 5:1: "Foi para a liberdade que Cristo nos libertou; fique firme, portanto, e não se submeta novamente a um jugo de escravidão."

9. Finanças: A descoberta do ouro fez muitos estados lutarem para que as minas fossem incluídas em seus territórios. A Califórnia estava entre eles, e a ganância formou suas fronteiras. (A história parece ter se repetido lá, definindo a Califórnia como um estado que parece ter tudo, mas que muitas vezes é visto como financeira e moralmente falido.) Outros estados traçaram suas linhas para excluir o ouro. Washington deixou Idaho ficar com alguns territórios apenas para se livrar dos garimpeiros loucos e indisciplinados. O mesmo aconteceu com Nebraska e Kansas; eles preferiram a paz em vez da ganância.

Aplicação: Esta analogia não pretende sugerir que você não possa ser rico. Mas a riqueza não pode ser o que define as fronteiras de sua vida, sob a pena de, mesmo quando você estiver relaxando, ter que lutar contra os sentimentos de fracasso. Proclamo para você Mateus 6:24: "Ninguém pode servir a dois senhores, porque ou há de odiar um e amar o outro, ou se dedicará a um e desprezará o outro. Você não pode servir a Deus e ao dinheiro."

10. Os garimpeiros: E os garimpeiros indisciplinados? Eles tinham um lado tão selvagem que afetou até mesmo o modo como os primeiros estados definiram suas fronteiras, às vezes apenas para se livrar deles.

Aplicação: No seu caso, os "garimpeiros indisciplinados" são aquelas pessoas que o inimigo planta em sua vida para confundir suas fronteiras. Se isso se aplica à sua situação, aqui está o meu conselho, no Salmo 109:2-4: "Porquanto homens ímpios e falsos propagam mentiras contra mim, e espalham calúnias a meu respeito. Cercam-me com discursos de ódio e combatem-me sem motivo. Acusam-me, em paga de minha amizade. Eu, contudo, dedico-me a orar por eles."

11. Novas invenções e transportes: Como falamos anteriormente, a maioria dos estados do Meio-Oeste e do Oeste adquiriu a forma de uma caixa quadrada porque, devido às ferrovias, suas fronteiras adquiriram um formato linear quase perfeito.

Aplicação: Essas bordas quadradas me lembram os mecanismos de enfrentamento que você utiliza para passar de um lugar a outro em sua mente. São seus transmissores emocionais. Você acabou aprendendo maneiras mais rápidas de chegar aonde queria. Mas, ao fazer isso, também foi um pouco precipitado e se desviou das fronteiras mais naturais que fazem com que você seja quem é. E talvez caminhar por essas vias de modo muito rápido tenha feito com que você se tornasse uma pessoa independente demais, estabelecendo até mesmo novas fronteiras da maneira que bem entendesse. Assim, de acordo com nossas analogias, não são mais os cursos d'água (lágrimas) que definem suas fronteiras e delimitações, mas você mesmo embarca em algum trem que lhe conduz para onde pode fazer o que quiser — sem restrições ou definições —, o que é igualmente perigoso. Então acaba preso dentro de uma caixa, como os Estados quadrangulares do Meio-Oeste!

Tente identificar todos os seus mecanismos de enfrentamento e livre-se desses meios de transporte, confiando a Deus seu projeto para definir suas fronteiras. Amém? Lembre-se de Jeremias 29:11 (NVI): "Porque sou eu que conheço os planos que tenho para vocês", diz o Senhor, "planos de fazê-los prosperar e não de lhes causar dano, planos de dar-lhes esperança e um futuro."

12. Montanhas: Os estados estadunidenses são delimitados por cordilheiras inteiras. No caso da Virgínia e da Virgínia Ocidental, essa linha divisória marcou a diferença entre riqueza e pobreza.

Aplicação: Assim também acontece com você. As montanhas presentes em sua vida o farão prosseguir ou desistir. Você aprenderá a escalá-las ou poderá montar acampamento em suas bases, sem nunca avançar em direção ao seu próprio destino. Se você é o tipo de pessoa que sente que a vida foi definida pela escalada morro acima, quero lembrá-lo de que servimos a um Deus que derrete montanhas. Recorde Marcos 11:23 (NVI): "Eu lhes asseguro que se alguém disser a este monte: 'Levante-se e atire-se no mar', e não duvidar em seu coração, mas crer que acontecerá o que diz, assim lhe será feito."

O que definiu os limites da sua vida? Quem estabeleceu seus projetos? Tire um tempo para escrever essas coisas quando chegar ao final deste capítulo. Esse exercício lhe será muito útil durante o programa de dez dias que vem ao fim do Capítulo 10. É hora de você redefinir os limites de sua vida de acordo com o mapa que Deus tem para você, e esse mapa divino definirá seu estado de espírito para uma viagem mais longa.

Disciplina e desintoxicação:
fazendo as mudanças necessárias

Uma última coisa a considerar ao se preparar para o amanhã (e todos os amanhãs do futuro) é a disciplina necessária para realizar seus sonhos e objetivos. Uma dessas disciplinas é descobrir que você foi feito à imagem de um Deus Triúno para que possa permanecer saudável: corpo, mente e espírito.

Não canso de lembrar às pessoas de que elas foram literalmente feitas pela Trindade. Vemos a Trindade em cena no Jardim do Éden, na criação do homem e da mulher. Considere Gênesis 1:26 (itálico nosso): "Então disse Deus: '*Façamos* o homem a *nossa* imagem, conforme a *nossa* semelhança.'" Quem diz esse "façamos" e esses "nossas"? São o Pai, Filho e Espírito Santo! Assim como a Trindade tem três partes, você também tem, e assim como as três partes dele são realmente uma, as suas também são. É impossível isolar suas três dimensões quando surge uma crise e tratar apenas de uma. Em outras palavras, se você ficar doente e tratar apenas de seu corpo — negligenciando as razões psicológicas que podem derrubá-lo, ou as razões espirituais que o impedem de confiar em Deus e o deixam sobrecarregado —, então está tratando apenas de um terço de si mesmo. Ou se você fica doente, ora e melhora sua dieta, mas nunca pede a Deus que lhe mostre as feridas emocionais que estão abrindo as portas para a doença em sua vida, ainda está tratando apenas dois terços de si mesmo.

Se você quer ser completo, deve nutrir todas as suas três partes! Talvez faça tanto tempo que não nos tratemos desse jeito que pode ser que estejamos precisando de um botão de reiniciar. Uma desintoxicação total do templo.

Você é feito de três partes: corpo, mente e espírito, mas é por uma boa razão que seu corpo e sua mente são os primeiros a mostrar os sintomas reveladores da necessidade de uma desintoxicação "total do eu". A razão é porque essas duas são as partes com que você interage com os outros. Essas duas partes podem se contaminar rapidamente se suas interações não forem saudáveis, o que envolve as amizades que cultiva ou os alimentos que escolhe.

Se você quer ser completo, deve nutrir todas as suas três partes!

Qual é o primeiro sinal de que você precisa para desintoxicar? Comecemos pelo seu corpo. Você sabe que precisa de uma desintoxicação do corpo quando está substituindo as nove porções diárias de frutas ou vegetais recomendadas por uma dieta que compromete sua saúde. Não há como seu corpo funcionar com vitalidade se você não estiver lhe fornecendo alimentos vitais. Isso significa comer "alimentos vivos" coloridos várias vezes ao dia, o que seria o contrário de consumir alimentos processados, fast-food ou junk food, também conhecidos como "alimentos mortos".

O que são alimentos vivos e mortos? Alimentos vivos são aqueles que revestem as paredes do supermercado e precisam ser refrigerados, como produtos orgânicos, carnes e laticínios. Os alimentos mortos ou processados são tudo o que está entre eles (e não fixados nas paredes). Corredores cheios de caixas, sacolas e latas cheias de alimentos que podem sobreviver semanas (ou mais) sem refrigeração porque estão cheios de conservantes. Se comprássemos nossos mantimentos apenas nos cantos próximos às paredes, perto das tomadas elétricas, seríamos mais saudáveis. Se os alimentos que você consome vêm principalmente do centro de seu supermercado e você tem poucos produtos frescos em seu carrinho quando você chega ao caixa, então está no caminho mais curto para que sua saúde entre em colapso. É apenas questão de tempo. Como consequência de uma dieta comprometida, você está cansado ou com sobrepeso, e com um metabolismo lento. Seu sistema imunológico não combate resfriados ou gripes sazonais ou, pior ainda, doenças crônicas. Essa ausência de vegetais e frutas na dieta e o fato de estar ganhando peso ou com a saúde em baixa é o sinal número um de que você precisa de uma desintoxicação em seu corpo.

Quais são os sinais de que você precisa de uma desintoxicação emocional ou mental? Você se sente estressado ou irritadiço, deprimido ou simplesmente sobrecarregado; suspira muito e costuma sentir cansaço e dificuldade para respirar. E o estresse crônico pode desencadear secreção excessiva do hormônio cortisol, que resulta em gordura extra na barriga ou outros problemas de saúde mais sérios. Às vezes as pessoas brincam dizendo que não estão acima do peso, mas sim "cheias de amor"; na verdade, o excesso de gordura abdominal pode ser um sinal de falta de amor na vida, ou pelo menos um sinal da presença de relacionamentos estressantes.

Olhe para seus relacionamentos da mesma forma com que olha para seus alimentos: vivos ou mortos. Suas amizades trazem encorajamento e vida ou dúvida e morte? Você deve escolher "relacionamentos vivos", o que significa que, deliberadamente, está se cercando de pessoas cheias de esperança, luz e amor. Todos nós cruzamos, de tempos em tempos, com pessoas negativas que nos desafiam, mas se o carrinho de compras da sua vida está cheio de relacionamentos mortais, você está no caminho certo para uma crise emocional. Novamente, é uma questão de tempo. Seu espírito é o fio invisível e eterno que une seu corpo e sua mente. Seu espírito também pode ajudá-lo muito nessa *limpeza* de corpo e mente, muitas vezes por meio da oração e da reflexão. No meu livro *The 30-Day Faith Detox: Renew Your Mind, Cleanse Your Body, Heal Your Spirit* [A desintoxicação pela fé em trinta dias: renove sua mente, limpe seu corpo, cure seu espírito] (Chosen Books, 2016), traço a conexão entre as suas doenças corporais com possíveis toxinas emocionais e ofereço aconselhamento, apontando um caminho de desintoxicação corporal para limpá-los. Por exemplo, no período que engloba os dias 19- -24 do programa de trinta dias, peço que você examine as possíveis "toxinas de relacionamento" em sua vida. No dia 19, você fará uma leitura diária que confronta os momentos em que pode ter se sentido traído ou rejeitado. Com uma abordagem em três frentes, seu corpo e sua mente são "desintoxicados" enquanto o conduzo pelo processo de perdão, em direção à cura do coração. Terminamos com uma desintoxicação corporal coordenada que inclui alimentos saudáveis para o coração para limpar seu sistema cardiovascular Quando terminar o livro, você terá realizado uma desintoxicação total de todos os 15 principais sistemas do corpo.

Abordamos no Capítulo 8 como, às vezes, nos sentimos como se estivéssemos esperando em Deus, quando na verdade é ele que está esperando por nós. Talvez você esteja com a faca e o queijo na mão para se disciplinar e mudar hábitos não saudáveis para seu corpo, mente ou espírito. Você é jovem demais para se sentir tão velho!

Os últimos capítulos foram intensos. Você tirou o lixo que havia embaixo da cama, encarou a mensagem na parede e colocou o despertador ao lado da cama. Você está pronto para dar boas-vindas à uma noite cheia de paz e expectativas. Vou clamar essa bênção sobre você em breve em um vídeo de boa-noite enquanto você passa pelo programa de dez dias, mas, por enquanto, esteja preparado para fazer o seguinte:

- Inspire e receba uma unção para um descanso cheio de paz e uma conversa edificante com o Espírito Santo em seus sonhos.

- Expire e abandone os fardos do seu coração. Esta noite, tome a decisão consciente de entregá-los a Deus e vá dormir. Acolha a noite pela fé e não pela visão.

- Se você estiver com dificuldades para dormir à noite, considere usar uma mistura de óleos essenciais, aplicada generosamente na nuca, logo abaixo da linha do cabelo.

Mais uma vez, responda às seguintes questões. Quando chegar ao fim do livro, use as respostas de hoje para o dia 9 do meu programa "Dez dias para uma vida de sono e sonhos mais profundos" no final do Capítulo 10.

Questões e oração

1. Cite uma ou mais maneiras de lidar melhor com o possível estresse de amanhã.

2. Cite dois sinais de que você precisa de uma desintoxicação do corpo, da mente ou do espírito. (E considere fazer a desintoxicação da fé em trinta dias se estiver procurando uma boa limpeza total do templo.)

Ore em voz alta:

Maravilhoso Conselheiro, só você pode me ajudar a libertar-me do estresse sob o qual tenho me permitido viver. Mostre-me o que precisa mudar em minha vida, e eu prometo a você que vou ouvir e obedecer. E como são grandes as chances de que esses estressores estejam presentes porque permiti que coisas ou pessoas erradas delimitassem as fronteiras da minha vida, entrego a você esse mapa e peço que o redesenhe. Na verdade, desfaça-o e mostre-me o seu mapa para a minha vida. Comece me mostrando como desintoxicar meu corpo, minha mente e meu espírito para que eu possa me livrar das toxinas da fé que tentam me distrair e me atrapalhar. Minha vida está em tuas mãos, ó Deus. Meu futuro é seu. Em nome de Cristo, amém.

10
A MANHÃ APÓS UMA BOA NOITE DE SONO

Imagine ter o hábito de acordar totalmente descansado e com um sonho profético para iniciar o dia. Agora imagine um dia em que a combinação de um sonho profético, descanso e oração salve a sua vida. Foi exatamente isso que aconteceu comigo durante o processo de escrita deste livro. Gostaria de encerrar contando essa história muito pessoal, porque sempre pedi ao Senhor que me ajudasse a ensinar com minha própria vida. Eu quero ser uma personificação profética que outros possam olhar para entender a Deus de forma mais completa. Quero inspirá-lo a respeito de como a combinação de um sonho profético e a intercessão resultante dele pode salvar sua vida.

Intervenção noturna:
quando um sonho salva sua vida

No final do verão de 2020 — depois de passar o ano preparando o casamento da minha filha, filmando a quarta temporada de *theTHREE*, mantendo a igreja de Eastgate de pé e prosperando durante uma pandemia, liderando uma briga no tribunal do bairro contra uma torre de celular construída a poucos metros de minha casa, iniciando um centro de assistência a vítimas de catástrofes e uma despensa de alimentos em nossa igreja depois que nossa comunidade foi atingida por tornados, além de estar estabelecendo as bases para este livro —, me deparei com outra batalha pela minha vida. Desta vez, não foi por excesso de trabalho e pouco sono. Na verdade, não sabíamos nem o que era aquilo quando tudo aconteceu no dia seguinte a uma grande celebração de casamento na família. Dois sonhos proféticos, a oração e vários remédios salvaram minha vida. Se faltasse algum desses elementos, você não estaria lendo este livro agora, e eu não estaria aqui.

Fui dama de honra no casamento de Jeorgi (correndo de salto alto o dia todo), e Chris e eu, como pais da noiva, oferecemos uma grande festa/recepção, na qual dancei por uma hora como uma adolescente. Depois, fui para casa feliz e saudável. Foi o que pensei. Eu havia tido uma infecção do trato urinário (ITU) na semana anterior, mas havia tratado em casa com um antibiótico natural (óleo de orégano). No dia do casamento, eu estava totalmente assintomática. Mas, no dia seguinte ao casamento, fiquei trêmula e febril. Como médica naturopata (e muito antes disso, como mãe), gosto de deixar a febre fazer seu trabalho e acabar com a infecção. Quando meus filhos mais novos foram crescendo, até comecei a prática de criar uma "febre falsa", caso eles não tivessem uma febre real, colocando-os em uma banheira de hidromassagem e não os deixando sair até que o termômetro mostrasse pelo menos 38,8 graus.

Depois que minha temperatura ficou em 39,5 por alguns dias, no entanto, eu estava tão fraca que não conseguia me sentar e tão desidratada que não conseguia nem levar um canudo à boca. Minha temperatura corporal costumava ser em torno de 35,5 graus, então, para mim, 39,5 seria o equivalente a 40,5 para você. Eu me contorcia de dor. Lembro-me claramente de uma noite em que cada respiração era um gemido, mas que de alguma forma me confortava como um sinal de que eu estava viva. (Isso pode parecer ridículo, a menos que você já tenha tido uma febre alta desse jeito.) Eu sabia que, devido ao pânico causado pela Covid-19, nenhum consultório médico me deixaria nem passar pelo saguão com essa febre. Eu tinha um arsenal de remédios naturais que estávamos experimentando, mas percebi que havia uma infecção agindo em meu corpo. Eu também estava sentindo uma forte dor nas costas bem na região dos rins. Continuamos a orar e tratar minha condição naturalmente.

Então, acho que na terceira noite desse drama, tive um encontro com o Senhor. Não sei dizer se foi um sonho, uma visão ou realidade, mas eu estava sentada sozinha com Jesus. Eu me vi, com os pés dobrados debaixo de mim, descalça e totalmente em paz enquanto ele cuidava das minhas costas. Vi com nitidez duas marcas de corte na parte inferior das costas, sobre as áreas dos rins, como se estivessem marcados para uma remoção. Naquela noite, na vida real, a dor era tão intensa que não dava nem para encostar na pele sobre meus rins sem que eu gritasse de dor. O que ainda não sabíamos era que uma infecção pela bactéria *E. coli* havia subido pelo trato urinário e se alojado no beco sem saída dos meus rins.

Fazer o remédio chegar aos pontos certos era quase impossível por causa da natureza oculta desse sistema orgânico. Pouco antes de eu experimentar esse encontro com Jesus, Chris havia orado e gentilmente ungido meus rins com óleos (óleos terapêuticos, antibióticos/antissépticos/antibacterianos, como orégano, cravo, canela, laranja silvestre etc.). Dentro de uma hora o inchaço foi reduzido. Mas eu sabia que a infecção não desapareceria assim tão fácil, especialmente se tivesse entrado na minha corrente sanguínea. Algo que pode acontecer após infecções renais e levar à morte (na verdade, esse tipo de complicação mata 270 mil pessoas por ano nos Estados Unidos).

Em meu sonho/visão/visitação, eu vi Jesus amarrando uma faixa de pano em volta do meu diafragma, sobre meus rins — com força, como se ele estivesse se certificando de que meus órgãos não sairiam do lugar. O processo não foi instantâneo (e a cura também não foi). Ele demorou um pouco, mas não doeu. Então, ouvi dele: *estou atando suas feridas*.

Abri os olhos e estava de volta à minha cama. A dor tinha desaparecido completamente, embora a febre ainda não havia cedido. Então adormeci e tive um sonho com um aviso definitivo no qual eu me via, no futuro, usando um vestido aberto nas costas (que nunca uso). Vi dois cortes cicatrizados que indicavam por onde meus rins foram removidos. Acordei atordoada e soube naquele momento que o inimigo estava atrás de meus dois rins — e, portanto, de minha longevidade. Agarrei-me ao primeiro encontro, onde tinha visto Jesus atando minhas feridas. Mais tarde, descrevi esse encontro em detalhes para a artista de Nashville Laurel Ellsworth e a contratei para pintá-lo.

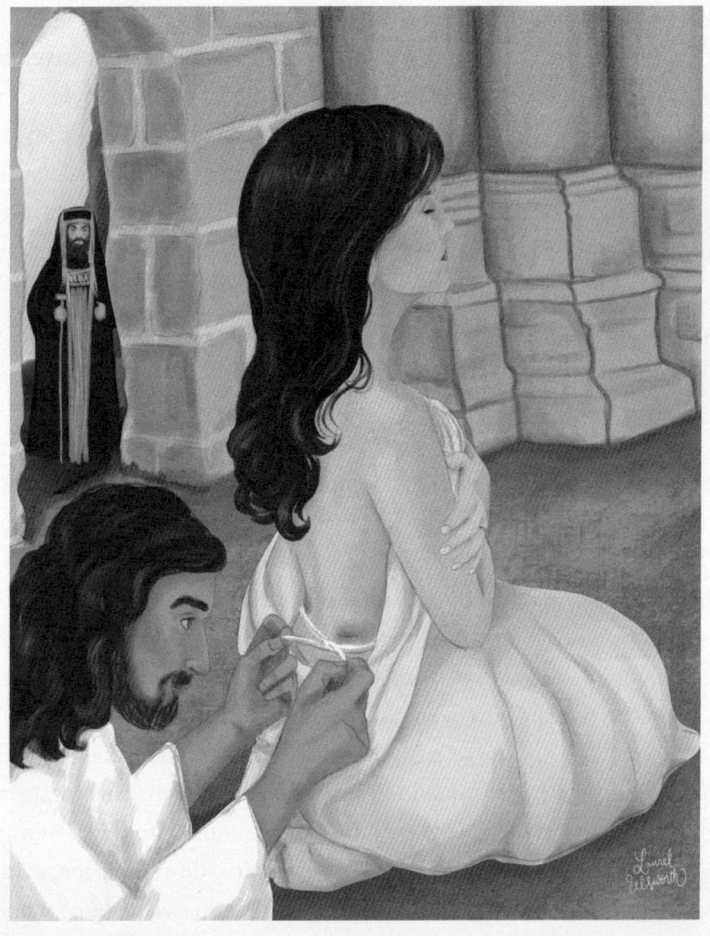

Na noite seguinte, depois de outro dia longo e febril, tive um sonho de advertência surpreendente que colocou tudo em perspectiva. Para resumir o sonho, eu estava sendo seguida por alguns homens desconhecidos (os quais interpretei como espíritos malignos). Assim que me pegaram, colocaram um pano na minha cabeça e começaram a me estrangular. Acordei gritando o nome de Chris, e imediatamente ele acordou e me confortou. Enquanto alguns podem dizer que foi um pesadelo induzido pela febre, eu digo que foi um sonho de advertência induzido pelo Espírito. Foi quando Chris me ungiu com os óleos essenciais específicos, como já disse, e orou por mim. Também usei arnica homeopática, sílica para a dor e beladona para a febre.

Orávamos fervorosamente, mas também pedíamos a Deus que manifestasse a sua força sobrenatural onde havia o nosso esforço natural, assim como a sua luz sobre esses medicamentos curativos que ele mesmo havia criado para nós. Eu ainda não sabia o que havia de errado comigo, mas na noite após o pesadelo (estávamos então no quinto dia) meu cérebro nebuloso de alguma forma se lembrou de que eu já tinha um check-up anual marcado com meu ginecologista para a manhã seguinte. Ah, a providência! Esse médico é o homem maravilhoso que fez o parto de todos os meus seis filhos. Eu sabia que ele me ajudaria.

Contei para ele como havia tratado a ITU com naturopatia e homeopatia e disse-lhe que, naquele exato momento, estava assintomática. Mas eu também lhe disse que senti uma terrível dor nas costas (algo que nunca sinto), na altura dos rins, então ele fez uma cultura de urina. Foi quando descobrimos a *E. coli*. Aparentemente, ela se alojou em meus rins na forma de uma infecção renal completa, com risco de sepse (o que costuma ser uma sentença de morte). Eu já manifestava alguns dos sintomas da sepse, embora meus estudos tivessem revelado (confirmados depois por um médico) que o que eu tinha não eram os sintomas principais. Assim, com apenas uma receita, por pouco evitei uma hospitalização.

Todo mundo tem um pouco de *E. coli* no intestino, mas, evidentemente, eu tinha um exército inteiro vivendo dentro de mim. Não temos ideia de como entrei em contato com ela, principalmente porque não como carne crua, não como queijo, não tenho contato com água contaminada e não sou uma pessoa idosa com o sistema imunológico comprometido. Porém, como espinafre e verduras todos os dias, e eles são particularmente vulneráveis à contaminação — até produtos orgânicos são, já que o escoamento das fazendas de gado pode afetar os campos onde são cultivados. Eu também não estava manifestando nenhum dos habituais sintomas de *E. coli* (que costumam afetar o trato intestinal, por onde passa o alimento), mas acho que meu sistema imunológico era forte o suficiente para controlar a bactéria no meu intestino e nunca fiquei sabendo de nada disso. Mas, ao se espalhar pelo corpo, a bactéria entrou no meu trato urinário, simulou os sintomas de uma infecção e, em seguida, seguiu sua trajetória.

Mas eu venci a morte. Com intercessão. Com os dois sonhos proféticos de advertência. Com homeopatia. Com naturopatia. Com a medicina. Com as outras coisas que Deus nos deu no terceiro dia da criação, como óleos essenciais, ervas/chás (dente-de-leão para desintoxicação dos rins) e minerais (magnésio). Jesus realmente atou minhas feridas. Há apenas alguns dias, eu havia dito a uma pessoa que nunca havia sabido de um furacão que tivesse sido batizado com o meu nome. No dia seguinte ao meu encontro com Jesus, ouvi no noticiário: "A tempestade Laura se converte em um furacão." Soube naquele momento que recuperaria minhas forças e, quando o furacão Laura atingiu as margens do Golfo, minha febre cedeu.

Mas eu venci a morte. Com intercessão.
Com os dois sonhos proféticos de advertência.
Com homeopatia. Com naturopatia. Com a medicina.

Ainda havia várias semanas de repouso pela frente, no entanto. Minha pressão arterial estava muito baixa. Perdi peso, estava debilitada e não conseguia ficar de pé sem me sentir fraca. Então eu, que afirmava odiar dormir, considerava isso uma perda de tempo e nunca cochilava durante o dia, ficaria na cama ininterruptamente por algumas semanas. Eu tinha um manuscrito para entregar (este), mas na maior parte dos dias eu não conseguia nem me sentar e digitar. Então, um dia, enquanto olhava para o título do livro, gargalhei. Eu teria, literalmente, que entregar esse projeto a Deus e dormir! Ele me faria passar pela experiência de praticar o que eu pregaria para você — que às vezes você deve enfrentar a realidade, encarar a situação em que se encontra, escolher suas batalhas, liberar o resto em oração e ir para a cama — no meu caso, isso aconteceria por semanas. Assim o fiz. No final da minha primeira semana de repouso, recebi um pacote misterioso pelos correios, sem endereço de remetente. Continha um conjunto de fones de ouvido para ditado; daqueles que basta conectar ao computador e falar. Apenas minha família e meus amigos mais queridos sabiam o que estava acontecendo comigo naquele momento, e apesar de eu perguntar pessoalmente, por e-mail e por mensagem, ninguém admitiu tê-los enviado. Provavelmente foi Jesus. Ele sabia que eu precisaria deles. Com a chegada dos fones, pude ditar a maior parte deste livro. E continuei usando-os, mesmo depois de minha recuperação. E ainda bem que saí dessa situação fortalecida, porque nas semanas seguintes perderia meu padrasto de 94 anos (que me criou), teria dois filhos contraindo Covid, e meu marido passaria por um susto com sua saúde, também com risco de sepse. Parece que em todas as noites desse ano eu tive que dar algo a Deus e ir para a cama! E não parecia que todos nós tínhamos que fazer isso em todas as noites de 2020?

Mas naquela noite difícil em que tive o encontro com Jesus — no escuro, com Chris ao meu lado na cama — contei ao meu marido como tinha visto as duas marcas de corte nas minhas costas. Chris teve uma interpretação diferente. Ele disse que instantaneamente ouviu a palavra *backstabbing*. Eu não tinha tanta certeza a respeito disso, mas depois pesquisei e significa "a ação ou prática de criticar alguém de maneira traiçoeira enquanto finge amizade".[29]

Sem entrar em detalhes acerca de outros eventos acontecidos naquele verão (muitos dos quais giram em torno do sonho que compartilhei no Capítulo 4 no qual eu fugia de uma cobra que tinha a cabeça e a boca de um homem), deixe-me apenas dizer que também acho que, em alguma medida, a cirurgia que Jesus estava operando em mim também dizia respeito à cura de algumas das feridas emocionais daquele ano. Eu nem gosto dessa expressão, *feridas emocionais*, porque me considero uma pessoa que perdoa e segue em frente, mas acho

---

[29] Dicionário da Apple, "backstabbing".

que talvez houvesse algo oculto que ainda precisava ser consertado. O Senhor me mostrou no início dessa provação que um pasto funciona como um rim no Corpo de Cristo — ele filtra as toxinas da igreja, deixando a comunidade e o ambiente mais limpo. Então, de bom grado, aceitei a cura de todas as minhas feridas naquele verão tão difícil de 2020 — no corpo, na mente e no espírito. (Tudo isso deu origem ao que já está se tornando uma nova temporada poderosa em Eastgate, e todos os domingos eu a vejo lotada do altar, e com todos os novos visitantes que tenho que cumprimentar: literalmente não consigo me lembrar do nome de todos eles. Acredito que a cura de minhas feridas foi uma imagem profética da cura das feridas em Eastgate, e a remoção de toxinas de meu corpo também foi algo profético. Sou muito grata pela minha família na Eastgate Creative Christian Fellowship!)

E você, amigo leitor? Já vimos que os sonhos proféticos podem ser úteis em sua vida, mas agora você vê que às vezes eles podem realmente salvá-lo. Espero que você tenha lido esse relato como se sua vida dependesse disso, porque um dia isso pode realmente acontecer! Agora, vamos prepará-lo para interpretar alguns desses sonhos que você vai começar a ter.

Sonhos da noite passada: símbolos e interpretações

Gostaria agora de lhe dar um gostinho do meu dicionário de sonhos com mil símbolos para abrir seu apetite. Não posso listar todo o volumoso dicionário aqui, mas incluirei cem dos símbolos mais comuns (você pode encontrar o dicionário de sonhos completo em meu livro *Seeing the Voice of God*).

Quando meu dicionário de sonhos foi publicado, senti que deveria incluir um versículo da Bíblia para cada símbolo. As Escrituras nem sempre são associadas aos símbolos modernos, então às vezes confiei em décadas de interpretação que foram feitas por meio do jejum e da oração. Você notará que algumas referências de versículos estão em itálico e outras não. A fonte normal denota um símbolo que aparece literalmente nas Escrituras. A fonte em itálico denota um símbolo que não está nas Escrituras ou, ainda que figure nelas, aparecerá aqui com uma interpretação mais moderna. Observe também que você pode consultar a tradução das Escrituras de sua escolha ao pesquisar os versículos ou as passagens que listei, a menos que eu recomende uma tradução específica da Bíblia para um símbolo único.

Todos os símbolos que você vai ver aqui (e os que estão em meu dicionário completo, com mais de mil símbolos) estão fundamentados na Palavra de Deus. Alguns vêm diretamente de seu *logos* (Palavra escrita), enquanto outros vêm de sua *rhema* (Palavra falada), sustentada por seu *logos*. Por exemplo, você não encontraria um espelho retrovisor como símbolo nas Escrituras, mas ele pode surgir em um sonho como um aviso do Senhor para que não fiquemos olhando para o passado e sigamos em frente. Juntamente com essa interpretação, eu colocaria *Filipenses 3:13* em itálico, pois o incentiva a esquecer o que fica para trás e olhar para o que está à frente.

Algo que você não encontrará no meu dicionário de sonhos é a palavra *sentimento*. Dicionários de símbolos seculares costumam dizer que um símbolo revela como você está se *sentindo* sobre essa ou aquela situação. Esse não é o meu objetivo aqui, e provavelmente também não é o seu. Você já está familiarizado com seus sentimentos, e o que precisa saber agora é o que Deus diz sobre seus sonhos. Ore com base nos símbolos que aparecem em seus sonhos e exercite a fé no Deus que está falando contigo enquanto você dorme — depois de ter entregado tudo a ele e ido dormir! Este dicionário ajudará a fortalecer sua fé.

adultério: envolvimento amoroso espiritual/idolatria (Tg 4:4a); pornografia (Mt 5:28; Ex 20:14)

água: precede o nascimento, traz limpeza, implica batismo (Ez 16:4; Jo 3:5; Nm 19:21)

amamentação: um chamado para amamentar (Is 66:11; 1Ts 2:7); alimentar um desejo (Sl 37:4)

andar de cima: o segundo céu, onde se faz a oração da guerra espiritual; ver *andares de edifício*

andares de edifício: primeiro andar — o reino físico natural onde vivemos sob o céu (Jo 3:31); segundo andar — o segundo céu, onde os anjos guerreiam, alimentados por nossa oração (*Ef 3:10*); terceiro andar — o terceiro céu, onde visitamos Deus no paraíso (2Co 12:2-4)

anel: favor, autoridade e afirmação (Jr 22:24; Ag 2:23)

anjo: mensageiro (Jó 33:23); protetores, guardiões, espíritos ministradores (Hb 1:14)

arco-íris: promessas que Deus fez a você (Gn 9:13)

arma: fofoca, calúnia e palavras usadas como armas (*Sl 10:7; Is 54:17*)

assar/padaria: produzir algo; sustento (Lv 7:9; Tg 1:3, NASB)

assassino: um espírito maligno que quer destruir sua vida ou impedir seu sucesso (*1Cor 15:55*)

avião: grande movimento de Deus — guarda a muitos e ocupa os céus; favor (*Is 60:8-10*)

bagagem: bagagem (peso) do passado (*Mt 11:28*); preparado para seguir em frente (*Lc 10:4*)

banheiros (casa de banhos): purificação; a "sala de descanso" (*Gn 18:4; Hb 4:9*)

barragem: um bloqueio (Dt 22:7, KJA); uma barreira (Pv 17:14, NVI)

bebês: crianças espirituais (1Co 3:1; 1Pe 2:2); gerar coisas novas (*Is 42:9*)

beijo/beijar: intimidade (Ct 1:1-2; Sl 2:12)

bolsa: riqueza ou finanças (Pv 7:20, NVI)

cabelo: cobertura espiritual (1Cor 11:14-15)

cabelo calvo: estar descoberto — não ter oração ou proteção adequada (*1Co 11:15*)

câncer: algo emocional e potencialmente mortal que pode se espalhar (*2Tm 2:17, NLT*)

caneta/lápis: o dom de escrever e a habilidade de se comunicar (Sl 45:1)

cão (rosnando): um perverso sentinela/cão de guarda (Sl 22:16)

carro (em movimento): a movimentação de Deus, variando o tamanho, a depender do veículo; ministério (*At 17:28a*)

carro abandonado: um movimento de Deus parado ou negligenciado (*At 17:28a; Is 66:20*)

carteira: riqueza ou finanças (Pv 7:20, NLT)

carteiro: um mensageiro ou profeta (2Reis 19:14)

chapéu: símbolo de autoridade para as mulheres (1Co 11:6); uma cobertura (Ex 39:28)

chaves: abertura de portas de oportunidade ou progresso (Ap 1:18)

cicatrizes: feridas emocionais passadas, mágoas (Jo 20:27)

colar: um jugo no pescoço; uma escravidão (Sl 73:6, NVI; Is 10:27)

comer: consumir alimentos ou verdades espirituais (Mc 14:22)

correr: a corrida da vida e sua jornada (Fp 2:16)

cotonete: a necessidade de limpar os ouvidos e ouvir a sabedoria (*Is 6:10*)

cozinha: trabalhar duro para nutrir espiritualmente os outros (Lc 10:40)

cozinhar: preparar o alimento espiritual (Lc 10:40; Ez 46:24, NVI)

despertar: necessidade de despertar espiritual (Rm 13:11)

doença/enfermidade: doenças literais (Mt 4:23); pecado e doenças (Is 53:5, NVI)

dons: dons espirituais ou recompensa vindoura (1Cor 12; 14)

emoções: emoções em seus sonhos são literais (*Gn 43:30, NLT*)

escola: aprendizagem; a série escolar mostra a dificuldade dos testes (Mt 11:29; At 19:9, NASB)

espelho retrovisor: foco no passado, sem avançar para a frente (*Fp 3:13; Lc 9:62*)

família (falecido): revelando maldições ou bênçãos de gerações (*Ex 20:5-6*)

férias: refrigério e descanso (*Hb 4:10*)

ferimento: uma ferida espiritual ou emocional (Jr 30:15)

flecha: crianças (Sl 127:3-4); flechas envenenadas são tristeza (Jó 6:2-4); mentiras (Jr 9:8)

fogo: destruição (Is 47:14); adoração contínua (Lv 6:12); testado, purificado (Zc 13:9)

gêmeos: a dupla porção de unção na sua vida (2Reis 2:9; Jó 42:10)

gritos: situações ou pessoas irritantes e incômodas (Pv 27:14)

guarda-chuva: cobertura pessoal ou proteção nas tempestades da vida (*Sl 27:5*)

indígenas: um chamado literal à oração pelos pecados contra os nativos americanos (Is 10:2; Jó 5:16)

janela: pode ser Deus a revelar uma "janela de oportunidade" (Gen 8:6; 2Cor 11:33)

joelhos: símbolo do ato de ajoelhar durante a oração (Ef 3:14, KJA; Dn 6:10, KJA)

jugo: uma imagem da escravidão; ver *colar*

juiz: alguém que pode decidir seu destino (Tg 4:12)

ladrão: Satanás, ou um dos seus espíritos enviado para vos roubar (Jo 10:10a; Pv 29:24)

lavanderia: se purificar do pecado — lavar a "roupa suja" (Rm 13:12); segredos do coração (1Co 14:25)

leão: Jesus, o Leão da Tribo de Judá (Sl 17:12); inimigo rondando (1Pe 5:8)

língua: decide o seu futuro; detém o poder da vida e da morte (Pv 18:21; Tg 3:4-5)

mão: se for a mão direita, vitória, vida longa (Sl 20:6); se for a esquerda, riquezas, sabedoria, honra (Pv 3:16)

maquiagem: cobrir as próprias falhas (2Reis 9:30)

medalha: recompensa, honra e reconhecimento (*Ap 22:12*, NVI)

médico: o Grande Médico, Jesus (Jr 8:22)

mergulho: cair perigosamente de cabeça (Sl 37:24, NASB)

morte: a necessidade de um despertar espiritual (Ef 2:5); morte a um sonho (Hb 2:14, NVI)

mudo: presença de um espírito surdo; não pode falar por si mesmo (Mt 9:33; Mc 9:17-29)

muletas: vícios, mecanismos de enfrentamento (*Pv 3:5, NVI; 2 Sm 3:29*)

nascimento/parto: anuncia o nascimento de algo (*Is 42:9*)

neve: um apelo à guerra, um chamado à oração se vista num sonho ou desperto; a neve anuncia a guerra (Jó 38:22-23)

nu: puro (Gn 2:25; Jó 1:21); vergonha (Is 47:3); vulnerável, descoberto (Gn 9:21)

obesidade: lutar com grandes e bem alimentados desejos carnais (*Gl 5:16*)

oceano: as profundas verdades/julgamentos de Deus (Sl 36:6, NLT); se jogado ao mar, imaturo (Ef 4:14)

óleo: convite à unção (Ex 29:7); Espírito Santo (1Sm 16:13); usado para curar (Tg 5:14)

ombros: carregar um fardo (Gn 49:15); também significa governo (Is 9:6)

pai: autoridade (Dt 5:16); pai terreno = Pai celestial (Hb 12:10-11)

paralisado: o inimigo está tentando paralisar você (Jo 5:8)

peixe (pesca): evangelismo, ser pescador de homens (Mc 1:17)

pessoas em situação de rua: um espírito maligno procurando um lar (Lc 8:27, NLT)

pessoas famosas: pondere o que elas significam para você; investigar significado do nome (*Ez 16:15, NLT*)

polícia/policial: autoridade espiritual (1Pe 2:13)

porão: ser humilhado (*Fp 4:12, KJA*); humildade (*Mt 23:12; Ed 9:5, NVI*)

prisão: prisão circunstancial ou perda de liberdade (Gn 39:20)

***quarterback* (posição de jogador de beisebol):** liderança sob pressão; grande responsabilidade (*Ne 9:38*)

raio-x: ter percepção intensa e discernimento espiritual (*Sl 119:125, NLT*)

seguro: a necessidade de proteção contra perda (*Ec 7:12*)

serpente: Satanás (Gn 3:14a); álcool/vinho (Pv 23:32); malfeitores (Sl 140:3)

sexo: pode revelar um espírito de luxúria; se sonhando com um relacionamento passado, rompa os laços da alma em oração (*1Jo 3:3*)

shopping: pode significar "doenças", que o sonho é sobre sua saúde (Mt 10:1)

telefone: comunicação — com outros, mas principalmente com Deus (*Jr 33:3*)

teste: ser testado pelas provas da vida (2Cor 8:22, NASB); uma lição a aprender (Sl 119:71)

tornado: um aviso de perigo ou ataque e um apelo à oração (Sl 55:8, NASB)

trabalho de parto: dar à luz algo na vida através de uma grande tensão (Jr 6:24)

tubarão: um predador demoníaco escondido; faça orações de proteção se vê-lo em sonho (*Is 27:1*)

vento: mudança; o mensageiro da mudança trazida de Deus, "os ventos de mudança" (Sl 104:4, NVI; Ef 4:14)

vertigem: estar fora de equilíbrio ou desequilibrado (*2Cor 8:13*)

virar à esquerda: o oposto de uma virada à direita é uma virada ou decisão "errada" na vida (Ec 10:2)

voar: vencer os fardos da vida e escapar (*Jr 48:9, NLT*)

zebra: uma situação que exige uma decisão inequívoca, preto no branco (1Reis 3:9)

zíper nos lábios: um sinal de que deve se manter calado (*Lm 3:28*)

zumbis: os perdidos que estão mortos no pecado; os mortos-vivos (*Ef 2:1-5*)

Você acabou de ler o texto principal deste capítulo, embora ainda reste à sua frente o programa "Dez dias para uma vida de sono e sonhos mais profundos" que você certamente vai querer fazer. Para nos preparar, vamos primeiro às questões finais enquanto você caminha para uma vida de sono e sonhos mais profundos:

Questões e oração

1. Cite um sonho profético que você teve que pode ter ajudado a salvar sua vida. (Se não conseguir pensar em um, fique atento, porque eles acontecerão de agora em diante!)
2. Cite um símbolo que você costuma ver em seus sonhos com frequência. O que Deus pode estar lhe dizendo com base nas interpretações do dicionário dos sonhos?

Ore em voz alta:

No nome acima de todos os nomes — Jesus Cristo —, dedico meu sono, meu quarto e meus sonhos para ser a sala de conferência de Deus e o lugar no qual recebo habitualmente instruções e discernimento. Peço paciência para "orar" a respeito de um sonho até compreendê-lo, e sabedoria para aplicá-lo à minha vida e ser edificado. Espero que meu sono melhore! Espero ouvir mais de você! Espero que minha vida mude! Agradeço antecipadamente, Deus, e oro tudo isso pela fé. Amém e amém.

Tempo de mudança: dez dias cruciais

Se você terminou de ler este livro e respondeu às questões ao fim de todos os dez capítulos, então está pronto para o meu programa "Dez dias para uma vida de sono e sonhos mais profundos"! (Caso não tenha feito isso, por favor, reserve um tempo para voltar e responder às questões que deixou para trás. Será muito bom para você respondê-las!) Amigo, os próximos dez dias (já que espero que você comece o programa imediatamente) são cruciais para a sua vida. Eles vão mudar a maneira como você dorme e sonha. Tente fazer todos os dez dias seguidos para que consiga realmente ver a mudança ao longo desse período. Vamos lá!

Dia 1
Hoje, considere as distrações que o impedem de percorrer o caminho do corredor até o quarto em um horário razoável todas as noites. Certa vez, um amigo teve a visão de um homem de terno sentado do lado de fora da porta do meu quarto, bloqueando minha entrada. Eu soube imediatamente que aquele era um espírito que estava tentando me manter trabalhando para que eu não dormisse. Guarde essa visão para aplicá-la para si mesmo.

Agora, voltando ao Capítulo 1 e às suas questões, permita que o Espírito Santo o ajude a fazer algumas mudanças importantes. Permita de uma vez por todas que Deus escolha suas batalhas e identifique quais se relacionam com seus estressores, seu trabalho e suas preocupações.

Dia 2
Hoje o assunto é o seu quarto! Justamente porque todo este livro se passa em seu quarto, hoje você elaborou um plano para transformá-lo em um santuário, usando os recursos e ideias que forneci.

Então, voltando ao Capítulo 2 e às suas questões, e com a inspiração do Espírito Santo, decida como vai transformar seu quarto num lugar de paz e segurança no qual vale a pena passar um terço da vida. (Ainda que não fique nesta casa para sempre, é onde você está morando agora e vale a pena investir no quarto.) Ore e peça a Deus para falar com você em sonhos, se necessário, esta noite.

Dia 3
Hoje é dia de limpar seu armário e ganhar um guarda-roupa totalmente novo!

Consulte o Capítulo 3, suas questões e os quatro passos que sugeri e, com a inspiração do Espírito Santo, identifique todos os espíritos familiares e monitores em sua vida. Não economize no exercício de hoje ou na prática das orações sugeridas, incluindo aquela que convida o Espírito Santo a ocupar esses espaços agora limpos. E lembre-se de pedir a Deus aquele novo guarda-roupa que transformará o modo com que você "CUIDA" (em inglês, "*CARE*") da sua alma com seus **C**omportamentos, **A**titudes, **R**eações e **E**xpressões.

Dia 4
Hoje você se convencerá de que Deus falou com os filhos dele nas Escrituras por meio de sonhos, nos quais confortou-os e orientou-lhes, e que ele quer fazer o mesmo por você. Se você é filho ou filha de Deus, ele está derramando seu Espírito nestes últimos dias para que você possa ter sonhos e visões.

Vá até o Capítulo 4, consulte suas questões e, com a inspiração do Espírito Santo, ative o intercessor que está dentro de você. Implemente meu ABCs para ZZZs, lembrando-se de fazer algumas contas rápidas na hora de dormir, determinando a que horas você precisa acordar e, em seguida, subtraindo oito horas e meia para garantir uma noite de sono adequada.

Dia 5
Hoje é o seu dia de mudar o mundo. Você já está convencido de que tem essa capacidade? Se não acredita nisso, vai acabar se enchendo de inquietações e preocupação diante das turbulências que vemos hoje no planeta. Mas se você puder se dedicar à oração e usar seus sonhos proféticos para ajudar os outros a acompanhá-lo, orando por

eles (e até usando as mídias sociais para conseguir isso, colocando em prática algumas das ideias que ofereci aqui), se tornará um verdadeiro influenciador. Lembre-se de reduzir o uso de telas antes de dormir, pois isso pode interferir na produção de melatonina e evitar a sonolência.

Consulte o Capítulo 5 e suas questões e, com a inspiração do Espírito Santo, liste todos os acontecimentos no mundo ao seu redor que estão lhe causando estresse ou medo — acontecimentos que envolvam política, meio ambiente, problemas sociais etc. Decida ser um participante desse mundo por meio da oração e da interpretação de seus sonhos proféticos, mas não permita que nada disso roube seu sono ou sua paz.

Dia 6
Hoje você fará a passagem de som mais importante da sua vida. Quando estou no estúdio filmando meu programa, *theTHREE*, e preciso ter a certeza de que o diretor e eu temos uma boa conexão e ouvimos um ao outro para termos uma produção tranquila. Da mesma forma, você nunca deveria ir para a cama sem verificar sua conexão com Deus.

Consulte o Capítulo 6 e suas questões e, com a inspiração do Espírito Santo, deixe a voz de Deus ressoar acima de todas as outras em sua cabeça, seja a de um cético ou mesmo a sua.

Dia 7
Hoje pode ser um dia difícil para você neste programa de dez dias, mas não deixe de limpar o lixo debaixo da sua cama. Não fuja dessa tarefa. Toda essa sujeira embaixo do colchão é a receita certa para um sono irregular!

Consulte o Capítulo 7 e suas questões e, com a inspiração do Espírito Santo, identifique os medos em sua vida — grandes e pequenos — e todos os tipos de vícios. Finalmente, peça a ajuda de Deus para iluminar aqueles a quem você precisa perdoar, mesmo que um deles seja o próprio Deus. E trate de perdoar a si mesmo também, meu amigo.

Dia 8
O exercício de hoje pode muito bem acontecer no escuro, enquanto você, já deitado na cama, pede a Deus para fazer brilhar a mensagem na parede.

Consulte o Capítulo 8 e suas questões e, com a inspiração do Espírito Santo, encare a falta de oração em sua vida. Acabe com as desculpas e sonhe com o que a oração respondida pode significar para você, em todas as áreas de sua vida. Então enfrente suas dúvidas e declare ao céu e ao inferno (que estão ouvindo) que você nunca perderá sua fé! Mais importante ainda, peça a Deus para retirar todos os bloqueios ao batismo do Espírito Santo... e, em seguida, receba-o!

Dia 9
Hoje à noite, você se prepara para o amanhã. Como Deus já está lá, ele tem um plano para cada estressor que espera por você. Ele também tem um plano para sua vida, que você pode identificar mais prontamente ao olhar para os sonhos que ele colocou em seu coração em relação ao seu futuro.

Consulte o Capítulo 9 e suas questões. Com a inspiração do Espírito Santo, identifique as fronteiras e restrições que o impedem de cumprir esse chamado e volte aos trilhos — corpo, mente e espírito —, talvez até por meio de uma desintoxicação total do templo.

Dia 10
As questões que você vai rever hoje são menos intensas, já que o Capítulo 10 apenas o desafiou a levar a sério seus sonhos proféticos, como se sua vida dependesse deles — já que um dia isso pode acontecer! Comigo foi assim. Compare os símbolos em seus sonhos com os cem símbolos e interpretações que ofereci (ou com o dicionário de mil símbolos, se você tiver um exemplar de *Seeing the Voice of God*). Deixe o Espírito Santo se comunicar com você durante a noite, porque você é capaz de ter uma boa noite de sono e sonhar agora que entregou tudo a Deus e foi dormir.

Fale comigo!

Amigo leitor, quero ouvir seu depoimento sobre como seu sono melhorou, como seus sonhos se multiplicaram e você ganhou uma nova perspectiva sobre a oração ao ler este livro. Cada história vai encorajar a mim e a outras pessoas que puderem conhecê-la. Por favor, me envie um e-mail para Breakthrough@LauraHarrisSmith.com, ou poste seu depoimento na minha *fanpage* do Facebook em www.Facebook.com/LauraHarrisSmithPage.

E, para finalizar, deixo um poema que resume sua jornada neste livro. É uma oração e uma bênção e, caso opte por lê-lo todas as noites, pode até servir como uma declaração que você libera sobre si mesmo. Bons sonhos!

Já está lá

Hoje acordei e passei o dia comigo mesma e com o meu próprio eu
Como me pediu o meu "eu", aqui estou para satisfazê-lo:
Assim tudo o que foi feito, dito, e o que cada "eu" suportou.
Mas agora é tempo de nos deitar e tentar descansar

Esta noite direi à minha mente para descansar um pouco
Vou deitar-me e expirar a discórdia e o estresse
A velocidade dos meus pensamentos e preocupações não podem me deixar para trás
É tempo de entregá-los todos a Deus e dormir em paz

Ao amanhã não é permitido estragar esta noite de sonhos
O meu encontro com o repouso não é apenas contar ovelhas
Para este encontro com o meu Deus a cada fim de dia
Me bastam a paz e os planos que decidem como será o amanhã

Então deixo em silêncio as distrações do corredor e abraço esta cama
Que me ajuda a encontrar os tesouros do sono e dos sonhos
E dizer adeus aos monstros que planejam me assombrar
Que as armas sob o meu travesseiro não os deixarão se aproximar

O mundo fora da minha janela não vai entrar com suas guerras
As vozes na minha cabeça foram todas silenciadas, todas menos a dele
Não escondo mais lixo debaixo da cama, o meu medo e pecado desapareceram
E as mensagens nas minhas paredes são apenas palavras que o Espírito traça

Conto as horas para ver a minha vitória desde o momento em que acordo
Sua Graça me conduzirá ao sucesso, mesmo em cada erro reparado
Agora deito-me para dormir com esta última oração
   Não temo o amanhã. O meu Deus já lá está.

Laura Harris Smith, dezembro de 2020

AGRADECIMENTOS

As pessoas sempre me perguntam como consigo dar conta de toda a carga de trabalho que realizo. Brincam comigo, dizendo que corro para lá e para cá, ou reviram os olhos, dizendo que ficam exaustas só de me ver. Bem, eu tenho alguns segredos e, humildemente, os recomendo: (1) Honre o sábado com um dia inteiro de descanso a cada semana (veja Êxodo 20:8-11), e Deus multiplicará sua rapidez, aproveitamento e proficiência durante os outros seis dias. (2) Encha sua boca de coisas boas para que Deus possa renovar sua juventude como a da águia (veja Salmos 103:5) e você se sentirá décadas mais jovem. E (3) Ore por uma "porção redobrada", como Eliseu fez (ver 2Reis 2:9), para que você experimente uma dose extra do Espírito Santo de Deus e possa viver uma vida de bênção e aventura em dobro. Mas fazer tudo isso não apenas lhe proporcionará uma vida repleta de oportunidades e de produtividade, mas também demandará um estado de vigilância constante por causa da guerra espiritual. Então, meu segredo é este: escolha com sabedoria um grupo de oração, formado por pessoas maduras que tenham as melhores intenções no coração... Um grupo que intercederá por você diariamente, que levantará uma oração de fogo como tochas acesas para espantar as pequenas raposas e os lobos que lhe rodeiam... Para o qual você poderá enviar um e-mail com um pedido de socorro e de repente terá uma caixa de entrada cheia de discernimento profético e encorajamento vindos deles... Pessoas que amem você em todas as suas necessidades, que guardem suas confidências mais secretas e que *nunca* vão lhe julgar. Esteja disposto a deixá-los ir e vir quando precisarem, pois há um tempo para tudo. Apenas trate de amá-los e, se necessário, mimá-los, pois ao final de cada projeto, você descobrirá que eles eram seu ingrediente secreto. E estes foram meus ingredientes no momento da escrita, edição e publicação de *Entregue pra Deus e durma em paz*:

Elaine Anderson
Trish Beverstein
Jeffrey Lee Brothers
Jennifer Callaway
Debbie Clark
Rusty Consigny
Jeffery e Lisa Dunn
David e Dawn Gray
Jeff e Anady Jensen
Shekinah Svolto Moreira
Mike e Donna Svolto
Sue Teubner
Barry e Fay Wallage

Alguns de vocês estão comigo há mais de um quarto de século! Os outros, parece que estamos juntos, como uma família, há ainda mais tempo. A oração que recebo de vocês é preciosa como ouro. Gostaria de honrá-los hoje por toda oração — longa ou breve — que foi semeada por vocês em mim, na minha família, nos meus negócios e em meu ministério. Que toda a bondade volte para vocês! Eu os amo demais. Mas agora vamos para a próxima missão!

Direção editorial
Daniele Cajueiro

Editor responsável
Omar Souza

Produção editorial
Adriana Torres
Júlia Ribeiro
Mariana Oliveira

Revisão de tradução
Daniel Austregésilo

Revisão
Kamila Wozniak
Rayana Faria

Diagramação
Henrique Diniz

Este livro foi impresso em 2023, pela Reproset, para a Novo Céu.